AF467887

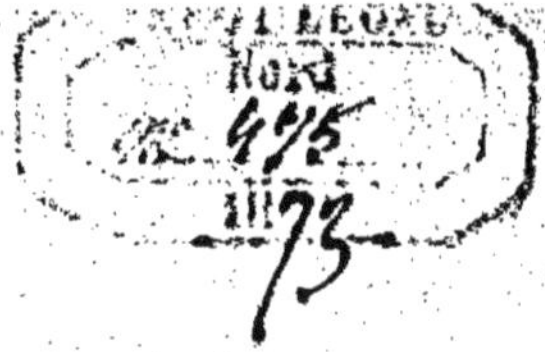

LA THERMOMÉTRIE CLINIQUE

PAR M. LE DOCTEUR BILLET

Médecin aide-major au 1er régiment de Chasseurs d'Afrique, ancien interne-lauréat de l'hôpital civil de Strasbourg, lauréat de la Faculté de médecine de Strasbourg, lauréat et membre correspondant de la Société des Sciences de Lille.

Ars tota in observationibus

INTRODUCTION.

S'il est une question qui ait préoccupé et à bon droit les médecins de tout temps et de toute école, c'est celle de la fièvre et de sa marche dans les maladies.

Mais il faut bien reconnaître que les moyens employés par nos ancêtres pour constater l'état fébrile de leurs malades, ne pouvaient guère leur fournir de notions précises, ni les autoriser à déduire de leurs constatations des conséquences bien rigoureuses. En effet, jusqu'à une époque qui n'est pas encore bien éloignée de nous, la mensuration du pouls était le seul moyen employé par le médecin pour déterminer la présence et la marche de la fièvre. On ignorait alors que l'augmentation de la chaleur animale était l'élément principal de la fièvre ; ou si on ne l'ignorait pas complètement, on ne se préoccupait pas de trouver un procédé capable de mesurer exactement cette chaleur animale et d'en déterminer les variations.

[1] Extrait des Mémoires de la Société des Sciences, de l'Agriculture et des Arts, de Lille, 3e série, t. XI, année 1873.

Dans sa séance du 3 décembre 18.., la Société a décerné le prix Wicar au travail de M. Billet et a décidé qu'il serait inséré dans le recueil de ses Mémoires.

Il faut bien reconnaître qu'encore aujourd'hui les mensurations thermométriques sont peu usitées dans la pratique civile des médecins français, qui les uns par ignorance, les autres par insouciance, négligent ainsi un élément considérable de diagnostic et de pronostic.

Pour nous qui, nous sommes depuis quelques années, pendant notre service dans les hôpitaux, vivement et sérieusement occupé de thermométrie clinique, nous avons pu nous convaincre de l'extrême utilité de ces recherches au point de vue pratique; aussi le but de ce travail est-il d'essayer de démontrer l'importance de ces études, de les vulgariser, de les faire entrer dans les observations cliniques, tant dans les services hospitaliers que dans la clientèle civile, tout comme la recherche des antécédents, l'état actuel et tous les autres éléments qui composent ces observations.

Nous ne nous arrêterons pas à traiter l'historique de cette question de température morbide.

Qu'il nous suffise de dire qu'il ne faut pas remonter bien loin de nous pour trouver les premiers essais fructueux d'application du thermomètre à la clinique.

De Haen est en effet le premier qui ait sérieusement insisté sur la valeur des mensurations thermométriques et qui ait réussi à engager les cliniciens dans cette voie.

Néanmoins un long temps s'est écoulé encore avant que ce mode d'observation se fût généralisé ; et l'on peut dire que ce n'est que dans ces tout derniers temps que la thermométrie clinique a pris la place qu'elle mérite dans l'étude clinique des maladies.

Ce sont quelques médecins français; Al. Donné, Roger, Chossat, Piorry, qui ont renouvelé l'appel fait plus tôt par De Haen ; mais il faut avouer qu'ils sont restés bien au-dessous des Allemands qui ont les premiers répondu à cet appel : Traube,

Baerensprung, Frœlich, Jurgensen, Thierfelder, Thomas, Wunderlich.

Puis l'École française et notamment l'École de Strasbourg, en même temps que les médecins anglais, ont encore apporté leur contingent de recherches et d'études, et puissamment contribué à introduire dans les habitudes médicales l'observation de la chaleur et de sa marche dans les maladies.

On a donc beaucoup écrit déjà sur ce sujet : tout le monde connait ce qu'on peut appeler la courbe graphique thermométrique d'un grand nombre d'affections fébriles. Aussi passerons-nous assez rapidement sur la marche reconnue normale de la chaleur dans les états pathologiques. Ce que nous voudrions surtout montrer, c'est que cette marche normale peut être influencée par diverses causes, et que la recherche de ces causes peut fournir des conclusions fort importantes, quant au diagnostic, au pronostic et au traitement de la maladie que l'on a sous les yeux.

Les causes qui font ainsi varier la température sont de plusieurs sortes : les unes agissent constamment et font que la courbe graphique normale de l'individu en bonne santé n'est pas une ligne droite, comme on pourrait le croire, mais bien une série de courbes irrégulières qui se brisent.

La courbe peut encore être modifiée dans l'état de santé par divers phénomènes que nous aurons à étudier : c'est ainsi que l'ingestion de certaines substances, que des émotions plus ou moins vives, etc., peuvent élever ou abaisser la température d'un individu sain.

Cette température peut encore être influencée par les agents thérapeutiques connus du médecin.

Enfin, la marche normale, soit dans l'état de santé, soit dans l'état de maladie, peut subir des variations qui ne sont dues à aucun de ces agents connus : c'est alors qu'on en doit rechercher la cause, soit dans une maladie survenant chez un individu en bonne santé, soit dans une affection intercurrente, se montrant chez un sujet déjà malade.

Mais il est bien évident que ces diverses causes ne doivent pas être prises les unes pour les autres : il est donc indispensable de connaître la courbe normale de l'homme sain, la courbe normale propre à chaque maladie, l'action sur cette courbe des agents extérieurs, des agents thérapeutiques employés, pour ne pas confondre la nouvelle courbe produite par ces agents modificateurs avec celle due soit à l'invasion d'une affection nouvelle, soit à une recrudescence, ou à une évolution regressive de la maladie préexistante.

On comprendra toute l'importance de cette constatation, de laquelle peuvent dépendre le diagnostic, le pronostic et le traitement de la maladie qui est soumise à l'observation du médecin.

D'après ces données nous diviserons notre travail en six parties principales.

Dans un de ces chapitres, nous traiterons de la marche de la température chez l'homme sain.

Un deuxième sera consacré à la courbe que nous avons appelée : *Normale des maladies aiguës.*

Nous passerons un peu brièvement sur ces deux chapitres, déjà traités par nombre d'auteurs compétents; nous ne nous appesantirons que sur les points qui nous paraissent obscurs, incomplètement démontrés ou faux. Nous ne ferons que donner une preuve de plus en faveur des faits avec lesquels nos résultats concorderont; car, à défaut d'autres, nous avons au moins le mérite d'avoir conscience de l'exactitude rigoureuse de nos observations.

Dans un chapitre suivant, nous examinerons les agents non thérapeutiques qui ont une influence spéciale sur l'élément température.

Dans un quatrième, nous passerons en revue les moyens que nous avons à notre disposition contre les variations en plus ou en moins de la température animale. Malheureusement nos recherches personnelles sur un certain nombre des médicaments antipyrétiques sont restreintes. Nous ne pourrons donc traiter aussi complétement que nous le voudrions cette partie de notre travail. Nous donnerons cependant le résultat de nos observations sur les principaux agents antifébriles, et traiterons en outre la question au point de vue général.

Enfin une cinquième partie sera consacrée à l'exposé d'un certain nombre de cas cliniques, que nous avons recueillis, dans lesquels la courbe normale a été modifiée. Nous rechercherons les causes de ces variations quand nous ne pourrons les trouver dans l'action des agents déjà étudiés. C'est dans cette partie que ressortira l'influence de cette étude sur le diagnostic et le pronostic.

Mais avant d'entrer en matière nous voulons indiquer de quelle manière nous avons fait nos recherches, quels sont les instruments qui nous ont servi ; nous avons vu, dans nos lectures, tant d'indications évidemment fausses, et il nous est arrivé si souvent, au début de nos expériences, de commettre des erreurs, et d'en voir commettre autour de nous, qu'il nous paraît utile de mettre ceux qui feront les mêmes recherches en garde contre les mêmes erreurs, qu'elles proviennent soit des instruments, soit de leur mauvaise application. Un des exemples les plus frappants que nous puissions citer, repose sur les expériences de Winckel. *(Études sur la température pendant l'accouchement et la puerpéralité)*.[1] Cet auteur, en 1862, prétend qu'après l'accouchement, la température s'élève de 0°,07 à 0°,15 ; ce n'est que en novembre 1863, onze mois plus tard, que voyant ses résultats en désaccord avec ceux de la plupart des auteurs,

1. Monatschirift für Geburtskunde ; déc. 1812 ; nov. 1863.

il vérifia ses thermomètres et put constater que ses observations étaient entachées d'une erreur de 0°,75 en trop.

Nous consacrerons donc notre premier chapitre à l'instrumentation et au manuel opératoire.

CHAPITRE 1er.

INSTRUMENTATION ET MANUEL OPÉRATOIRE. — MENSURATION DE LA TEMPÉRATURE CHEZ L'HOMME.

Les thermomètres qui ont servi à nos observations, nous ont été fournis par M. Hepp, pharmacien en chef de l'hôpital civil de Strasbourg, qui a mis tous ses soins à chercher, tant en Allemagne qu'en France, les instruments les plus précis et en même temps les plus pratiques.

Les premiers thermomètres que nous avons vu employer étaient à mercure; gradués d'abord par demi-degrés, ils le furent ensuite en cinquièmes, puis en dixièmes de degrés. Ils avaient un très-grand inconvénient, le déplacement du zéro, dû au retrait que subit le verre qu'on a surchauffé pendant la fabrication, pour faire bouillir le mercure.

Tous ces instruments sont inexacts : le minimum d'erreur est 0°,4 ; nous en avons vu marquant jusqu'à 1°, et 1°4 de trop. Cette erreur peut cependant être évitée dans les thermomètres à précision ; nous verrons tout à l'heure des instruments à colonne de mercure restant tout à fait exacts ; mais il faut que la graduation ne soit faite que lorsque le retrait du verre s'est opéré, c'est-à-dire, après plus d'un an de fabrication. Il est vrai de dire que lorsque l'on n'a à se servir que d'un seul et même thermomètre, il peut suffire de se rappeler le chiffre de l'erreur et de faire la correction à chaque mensuration ; mais cette pratique devient impossible dans les grands services hospitaliers , où, comme dans les salles où nous expérimentions, on se servait chaque jour de quatre ou cinq thermomètres.

Nous nous sommes servi ensuite de thermomètres à alcool, qui n'ont pas l'inconvénient du déplacement du zéro. Mais il faut absolument les vérifier de temps à autre sur un thermomètre étalon.

Les premiers de nos thermomètres à alcool ne marquaient que les demi degrés : les autres indiquent les cinquièmes et mêmes les dixièmes de degrés. Ces derniers, à tige très-fine, prennent en cinq minutes la température ambiante.

La graduation de l'instrument sur une feuille de papier n'est pas bonne ; les thermomètres gradués sur verre sont bien préférables ; mais la lecture en devient bientôt difficile, quand l'encre qui accentue les degrés a disparu. On a paré à cet inconvénient en recouvrant la tige d'un étui en verre ; malheureusement cet étui, mal attaché, nécessite la présence d'un ajustage qui le rend lourd, incommode à manier ; on est de plus exposé à le briser, quand le thermomètre se détache et glisse hors de la chemise à laquelle il n'est uni que par de la cire et du baume de Canada.

Ces détails paraîtront peut-être puérils : Ceux-là seuls en comprendront l'importance, qui seront appelés, comme nous, à prendre chaque jour trente ou quarante températures dans un grand service d'hôpital. Nous nous étions arrêté comme graduation à la graduation sur verre, en ayant soin lorsque la couleur avait disparu, de la reproduire en passant une éponge imbibée de sulfure d'antimoine dissous dans le vernis ou le silicate de potasse.

D'autres thermomètres au lieu d'avoir une longueur de 0m 20 à 0m 25 n'en ont que 0m 10. Ils ne marquent que de 30° à 40° ; leur tige est très-fine ; mais cette finesse même fait naître un inconvénient majeur : la segmentation de la colonne liquide ; on est, dans ce cas, obligé de chauffer la cuvette pour amener l'alcool dans une chambre supérieure, et réunir à la masse les tronçons détachés : par le refroidissement, l'alcool reprend sa place et son volume.

Un facteur d'instruments a remédié à ce qu'il prétend être un désavantage, le diamètre presqu'égal ou égal même de la cuvette et de la tige : en effet le malade, soit par fatigue, soit par inattention laisse facilement descendre l'instrument dont la cuvette sort de l'aisselle, il a construit des thermomètres à boule assez volumineuse, laquelle ne peut guère s'échapper; mais nous avons remarqué qu'en raison de ce volume et de la quantité de liquide contenu, l'alcool se met moins rapidement à la température ambiante.

Enfin, le dernier thermomètre que nous ayons employé est un thermomètre à maxima, à mercure.

Ce thermomètre a été gradué après le retrait du verre · le déplacement du zéro est donc évité; la tige est très-fine, et par conséquent en 4 ou 5 minutes, au plus, la colonne mercurielle a pris le degré voulu; en vertu de sa densité, le mercure ne se segmente pas comme l'alcool. Le malade peut, quand il est fatigué, se relacher un peu, sans que l'index redescende. Enfin on peut se déranger pour lire commodément le point d'arrêt du liquide. Cet instrument est très-court, gradué de 30° à 40° et parfaitement portatif.

Ces divers avantages nous l'ont fait préférer à tout autre et nous engagent à en conseiller l'emploi.

Une fois le thermomètre choisi, occupons-nous de son application.

La plupart des auteurs qui se sont occupés de la question de la chaleur animale ont fixé le temps pendant lequel le thermomètre doit rester appliqué. Les uns veulent 20 minutes (Jaccoud); d'autres, 15 minutes (Anfrun); pour d'autres encore, 10 minutes suffisent (Hirtz, Spielmann). Les plus rares ne laissent leur instrument en place que 5 minutes.

Nous ne pensons pas qu'on doive s'astreindre à calculer le temps pendant lequel on doit appliquer ainsi son thermomètre.

Le moyen le plus simple est, quand on veut prendre une température, en quelque point que l'application se fasse, de placer son instrument, et au bout d'un certain temps, aussi court que possible, mais cependant raisonnable, variable suivant les divers thermomètres, de constater le degré qu'il marque, d'attendre quelques secondes pour voir s'il monte encore et de le retirer quand il s'est arrêté, jamais avant. On sera certain, de cette manière, d'avoir toujours une indication exacte. Faute de prendre cette précaution, l'observateur s'exposera à des erreurs : s'il a en effet laissé son thermomètre 15 minutes ou quelquefois 10 minutes, le malade, fatigué, ne serrera plus le thermomètre dans son aisselle, la cuvette se sera un peu déplacée, et la colonne liquide aura redescendu; dans les cas contraires où l'application n'aura duré que 5 minutes, il pourrait bien arriver que la dilatation du liquide ne soit pas complète.

Le mode que nous avons adopté nous paraît donc le meilleur, bien que le thermomètre auquel nous nous sommes arrêté en dernier lieu offre beaucoup de chances de parer à ces deux inconvénients : au 1er parce que la colonnette indicatrice du degré maximum ne redescend pas spontanément; au 2e parce que son extrême sensibilité lui permet de prendre en très-peu de temps la température ambiante.

Quant au *lieu d'application* du thermomètre, tous les auteurs sont d'accord; c'est l'aisselle qu'il faut choisir. Presque tous regardent la bouche, le vagin, l'anus, le creux épigastrique, comme peu propices à ce genre d'observations.

Au point de vue pratique, auquel nous nous plaçons de préférence, nous sommes parfaitement d'accord avec tout le monde, mais avec cette restriction, qu'il est bien des circonstances où ce point d'application ne peut servir, ou au moins ne peut donner que de mauvaises ou insuffisantes indications. La température d'un agonisant, dont les extrémités sont déjà froides, celle d'un individu auquel on donne une douche, auquel on fait une affusion froide, celle d'un hémiplégique, toutes ces températures prises dans l'aisselle ne seraient pas exactes.

Il est encore des cas où l'on doit pour faire des observations rigoureuses et précises, mesurer la chaleur en divers points du corps : ainsi Virchow, dans ses expériences sur l'introduction de matières étrangères dans les veines prenait la température à la fois dans l'aisselle, la bouche, le rectum, le vagin et même l'oreille de ses malades.[1]

A part ces exceptions, nous reconnaissons que, dans la pratique, l'aisselle est la seule région où l'on doive appliquer le thermomètre.

Une question importante à résoudre est de déterminer le *nombre et le moment des applications* thermométriques.

Beaucoup des auteurs qui ont traité la question se sont contentés d'une application par jour; cette manière d'opérer ne peut amener de bons résultats, d'autant moins que dans la plupart des observations ainsi recueillies, l'heure n'est en aucune façon notée, et des divergences qui, sans raison existent d'un jour à l'autre, montrent à un observateur un peu expérimenté que les températures ont été prises à des heures qui ne sont pas chaque jour les mêmes.

Nous ne pensons pas qu'il soit utile de faire ressortir le peu d'exactitude et de résultats de semblables recherches. Il nous suffira de dire que dans nombre de nos observations, la température presque normale le matin, s'élevait le soir à 39° et 40°. Qu'est-ce autre chose que la fièvre hectique? Et quelles

[1] Gesammelte Abhandlungen zur wissenschaftlichen Medizin (Von Rudolf Virchow).

indications peut fournir l'observation, qu'elle ait été prise ou chaque matin, ou chaque soir, à plus forte raison si elle est prise tantôt le matin, tantôt le soir?

D'autres auteurs, et c'est le plus grand nombre, fixent à deux le nombre des observations thermométriques, une, le matin de six à neuf heures, l'autre, le soir de trois à six heures. Ces deux observations suffisent le plus souvent, mais il n'en est pas moins vrai qu'un plus grand nombre devient quelquefois nécessaire. Sans faire, comme Thomas, de Leipzig, six mensurations thermométriques par jour, chez des malades atteints de fièvre typhoïde, nous pensons qu'il est des occasions, où l'on doit multiplier les observations, et notamment lorsque l'on veut juger de l'effet produit par un médicament. Que de fois, dans les cliniques médicales, de Strasbourg, n'étions-nous pas obligés de prendre toutes les heures et même plus souvent, la température du malade auquel on avait administré le Veratrum ou la Digitale! Et comment connaîtrait-on l'effet antipyrétique d'une douche froide, d'un vomitif ou d'une saignée, si l'on attendait, pour juger de l'effet de ces agents, qu'il ait cessé de se produire?

Avant de terminer ce que nous avons à dire sur l'application du thermomètre, nous devons recommander de prendre la précaution d'essuyer l'aisselle, afin d'empêcher l'évaporation de la sueur, qui ferait baisser la colonne mercurielle et donnerait ainsi lieu à une fausse indication.

DES COURBES GRAPHIQUES.

Il nous reste quelques mots à dire de la manière dont nous avons transcrit nos résultats; nous voulons parler des courbes graphiques.

En joignant à chacune de nos observations cliniques, une feuille spéciale, sur laquelle nous décrivions la courbe indiquant chaque jour la marche de la chaleur, du pouls et de la respiration, nous pouvions nous rendre, à un instant donné, un compte bien plus exact de cette marche que si nous nous étions contenté de l'inscrire en chiffres à la suite des notes quotidiennes.

Nous ne pensons pas avoir besoin de nous étendre davantage sur l'utilité de ces courbes, tant il nous paraît simple d'admettre que le dessin d'un objet en donne mieux l'idée que toutes les descriptions possibles.

Il suffira du reste de se reporter à bon nombre d'écrits sur la matière, où l'on verra des colonnes remplies de chiffres indiquant la marche de la température et du pouls; Donné, *des rapports de la température du pouls et de la respiration dans les maladies.* — 1835. — Roger Henri, *Recherches expérimentales sur la température des enfants (Arch. gen. de méd.* 1844-45, *etc., etc.),* Si l'on compare ensuite ce mode de transcription aux courbes graphiques des thèses de Spielman [1], de Hardy [2], des ouvrages d'Anfrun, [3] Jaccoud, [4] Wunderlich, [5] Lorain, [6] et aux nôtres, on constatera aisément l'immense avantage de ces courbes et la facilité avec laquelle se saisit la marche qu'elles représentent.

Le praticien lui-même, et nous parlons surtout ici des hôpitaux, aura chaque jour devant les yeux la courbe de la maladie:

1 SPIELMAN, Thèse, Strasbourg 1856. *Modification de la température animale dans les maladies aiguës.*

2 HARDY. Thèse, Paris 1850. *De la température animale dans quelques états pathologiques: de ses rapports avec la circulation et la respiration.*

3 ANFRUN. 1868. *De la valeur diagnostique et pronostique de la température et du pouls dans quelques maladies.*

4 JACCOUD. 1867. *Leçons de clinique médicale*, passim,

5 VUNDERLICH. 1868. *Das Verhalten der Eigenwarme en krankheiten.*

6 LORAIN. 1868. *Le choléra observé à l'hôpital St Antoine.*

il verra si elle évolue normalement, ou si, à un moment donné, elle s'écarte du trajet qu'elle doit suivre. Il sera ainsi prévenu par un conseiller fidèle, qui ne manquera jamais de lui annoncer les modifications plus ou moins cachées tout aussitôt qu'elles viendront à se produire.

Cette méthode est surtout suivie très-régulièrement dans certains hôpitaux d'Allemagne ; et nous avons vu, à l'hôpital de Heidelberg, les feuilles thermométriques suspendues au lit de chaque malade, avec le tracé biquotidien de la température et quelquefois du pouls. Nous désirons que cet exemple soit suivi dans tous les hôpitaux. Il s'est introduit depuis longtemps, sur une grande échelle, dans les cliniques médicale et chirurgicale de la Faculté de Strasbourg.

Pour notre compte personnel, nous avons pris pour toutes les maladies aiguës, soumises à notre observation, le tracé non-seulement de la température, mais encore du pouls et très-souvent de la respiration. Il nous arrivera donc fréquemment d'en parler d'une manière incidente, dans le cours de ce travail.

CHAPITRE II.

DE LA TEMPÉRATURE A L'ÉTAT PHYSIOLOGIQUE.

La température, chez l'homme en bonne santé, n'est pas, comme on le croirait au premier abord, tout a fait constante.

L'homme, en effet, en quelque état qu'il soit, est soumis à toutes espèces d'influences extérieures ou intérieures, qui agissent constamment sur sa chaleur pour l'élever ou la diminuer, de même que sur sa circulation et sa transpiration pour les activer ou les ralentir.

Ces variations n'ont pas grande importance; elles ne sont pas considérables; et peuvent changer lorsque des influences étrangères viennent déranger l'état habituel de chaque individu

Néanmoins la connaissance exacte de la température et de la circulation chez l'homme sain a son utilité, car elle est la base des résultats qu'on veut obtenir de la thermométrie et de la mensuration du pouls chez les malades.

Ces variations quotidiennes sont à peu près les mêmes pour chaque personne, de telle sorte que la courbe graphique de chaque jour doit être parallèle à celle de la veille et du lendemain, toutes conditions étant égales d'ailleurs.

Ce sont ces variations que nous voulons essayer d'indiquer, et, autant que possible d'expliquer.

Les changements diurnes que subit la chaleur animale, correspondent à des modifications fonctionnelles de l'organisme : en effet l'équilibre de la température tient à l'égalité de la quantité de chaleur produite et de chaleur perdue. Cette chaleur n'est pas répandue également dans tous les points du corps : ainsi, il est bien démontré que le sang des veines sortant du rein et du foie est plus chaud que celui des artères qui y entrent; que celui de la veine cave inférieure a une température plus élevée que celui de la veine cave supérieure et de ventricule droit; il est également prouvé que le sang du ventricule gauche est plus froid que celui du ventricule droit et des grosses veines qui y arrivent, mais en même temps plus chaud que celui des artérioles et des veinules de la périphérie :

Les expériences de Liebig, de Claude Bernard, de Becquerel, de Gavarret sont concluantes à cet égard.

Mais, de plus, le sang des veines des organes profonds a une température d'autant plus élevée que ces organes fonctionnent davantage.

Il est donc évident que cette chaleur, en s'irradiant, retentira sur l'organisme entier et se manifestera à l'extérieur par une élévation de la colonne thermométrique.

Sans entrer dans de plus longs détails préliminaires, nous allons examiner la nature et l'étendue de ces variations, et dresser la courbe de la température chez l'homme sain. Nous prendrons comme type celle de l'adulte, nous réservant de revenir sur les modifications dues à l'âge et au sexe.

Un grand nombre de recherches ont été entreprises dans ce sens : beaucoup d'entre elles sont inexactes. Il ne faut pas, du reste, s'en dissimuler la difficulté ; il faut, en effet, pour conclure un grand nombre d'expériences sur des individus de la bonne santé desquels on soit parfaitement certain ; de plus les variations ne portant que sur des fractions de degrés la précision des instruments est chose absolument nécessaire.

Nous rapporterons ici les résultats qui nous paraissent les plus dignes de croyance.

Les expériences dont nous voulons parler d'abord sont dues à Baerensprung qui les a résumées dens les conclusions suivantes : [1]

« Après le réveil, dit cet auteur, la température s'élève assez rapidement ; elle atteint son maximum à onze heures et s'abaisse ensuite un peu ; elle remonte ensuite après dîner jusque vers six ou sept heures du soir pour tomber de nouveau dans la nuit et atteindre son minimum vers quatre heures du matin.

7 h. matin	Temp.	37°	Pouls	50	avant le café.
9 h.	—	37°2	—	57.3	après le café,
11 h.	—	37°4	—	62.5	
1 h. soir.	—	36°8	—	60	
2 h.	—	36°9	—	59.5	avant dîner.
4 h.	—	37°3	—	66.5	après dîner.
6 h.	—	37°5	—	74.4	
8 h.	—	37°3	—	74	avant souper.
10 h.	—	37°	—	67.3	après souper.
Minuit.	—	36°8	—	61.3	travail.
2 h.	—	36°6	—	59.6	
4 h.	—	36°3	—	44	
6 h.	—	36°9	—	48	

(*Voir la courbe N° 2, planche première*).

[1] Baerensprung. (*Erste Abtheil., Mullers archiv.* 1851).

Cette courbe est le résultat moyen de quarante-neuf observations prises par Baerensprung sur lui-même.

Il y a dans ces observations :

Un 1er maximum. . .	11 h. matin.
Un 2e — . . .	6 ou 7 h. soir.
Un 1er minimum. .	midi ou 1 h. soir.
Un 2e — . . .	4 h. matin.

Darmrosch[1] fait ses expériences cinq fois par jour : six heures et demie du matin avant déjeuner ; à neuf heures et demie ; à midi et demi, avant dîner ; à quatre heures et demie, avant goûter ; à six heures et demie, avant souper.

La température	monte	de 7 h. à 10 h. matin.
—	descend	de 10 h. à 1 h. soir.
—	monte	de 1 h. à 5 h. soir.
—	descend	de 5 h. à 7 h. soir.

Il est facile de voir que chaque accroissement commence après les repas et dure au moins deux heures.

Les observations prises par Eschnig[2] sont plus complètes :

			Nombre d'observations.
5 à 7 h. matin.	avant le café	36°43	14
7 à 9 h. »	après le café	36°82	10
9 à midi	avant dîner	36°93	8
midi à 2 h. soir,	après dîner	36°83	13
4 à 6 h. soir.	. . . .	36.91	2
6 à 8 h. »	après le café	36.67	4
8 à 10 h. »	travail	36.47	15

Ici nous voyons deux maxima dans la journée, un entre neuf heures et midi, un autre entre quatre et six heures du soir ; ces

1 Léopold Darmrosch, *Variation de la chaleur normale.* Deutsche klinik, 1854.)

2 Eschnig. *Uebersichtliche Darstellung der Waermeverhaltnisse ein Thierreiche* (Trieste, 1861).

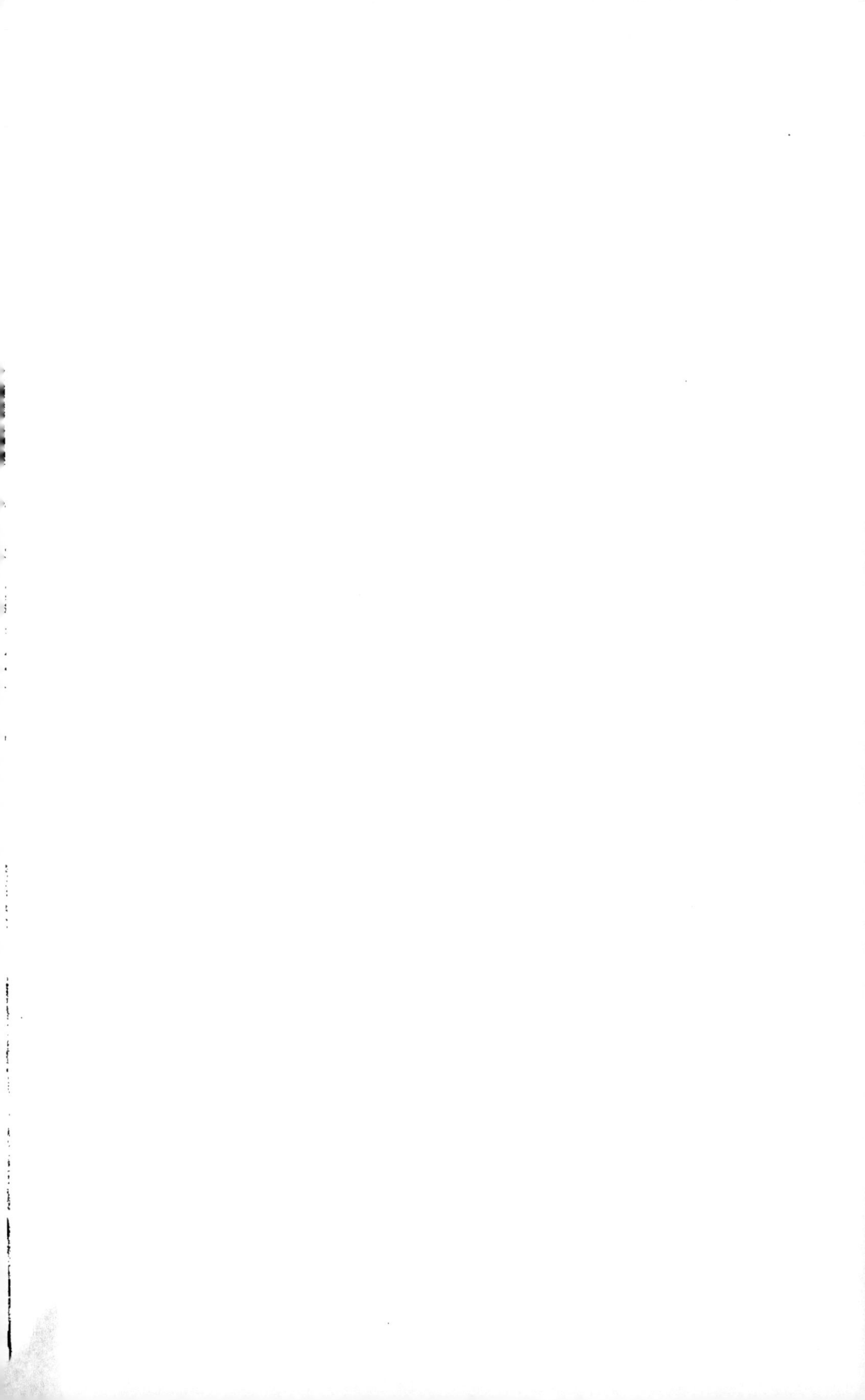

TEMPÉRATURE A L'ÉTAT PHYSIOLOGIQUE

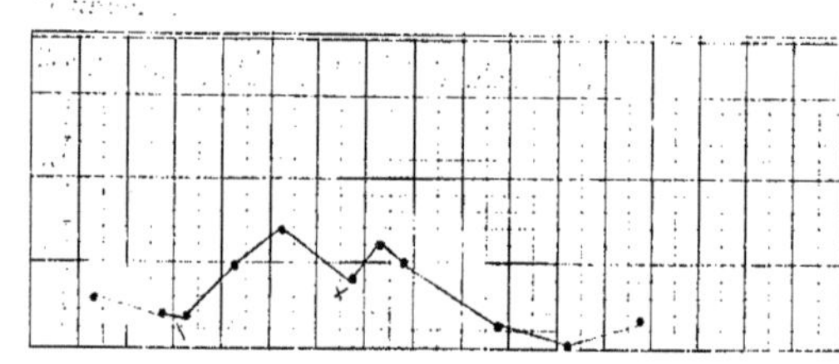

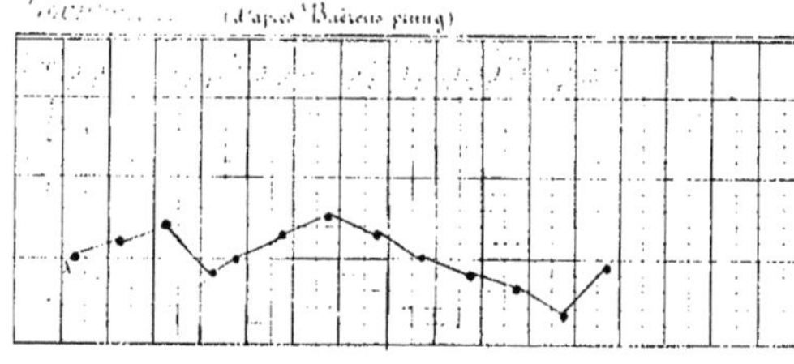

expériences concordent donc avec celle de Darmrosch ; mais il faut ajouter que Eschnig a constaté que l'élévation de la température après le repas ne doit pas être attribuée exclusivement à la digestion, car il l'a observé même chez les individus qui jeûnent.

John Southey Warther[1] conclut de cent cinquante expériences que les variations quotidiennes ne dépassent pas deux degrés ; la température s'élève selon lui du matin à onze heures et baisse ensuite jusqu'au soir, excepté à l'heure des repas où elle s'élève de nouveau.

Nous avons fait sur nous-même un certain nombre d'expériences, dont nous décrivons la moyenne à la courbe N° 1, planche Ire.

7 h matin, réveil.	temp.	36°5	pouls.	74
11 h. »	—	36°4	—	84
Midi, après déjeuner	—	36°4	—	76
1 h. soir, fumant	—	37°.		100
3 h. » 1 h. après le café	—	37°4	—	88
6 h. » avant dîner	—	36°8		86
7 h. » après dîner	—	37°2	—	92
8 h. » après avoir fumé	—	37°.	—	98
Minuit ; travail depuis 8 h.	—	36°3	—	74
3 h. matin	—	36°1	—	66

Nous constatons que la température s'élève après chaque repas pour avoir son maximum environ deux ou trois heures après chacun d'eux.

Ces expériences coïncident d'une manière générale avec celles des auteurs cités précédemment ; elles en diffèrent cependant en quelques points, sans doute à cause des occupations différentes auxquelles nous étions livrés aux mêmes heures. Ainsi notamment la courbe de Baerensprung, quoique indiquant une augmentation de la température après chaque repas, n'est pas

1 John Southey Warther. *Remarques sur la température normale du corps et sur les effets produits sur elle par certaines substances.* The Lancet 1867.

exactement concordante avec la nôtre, précisément parce que nous ne prenions pas nos repas aux mêmes heures.

En résumé, nous voyons que chez l'adulte, la température normale n'est pas constante, qu'elle subit des variations quotidiennes dont les limites peuvent être comprises entre 36°, comme minimum la nuit et 37° 5 comme maximum, le soir vers cinq heures. Il est bon d'observer que ces maxima et ces minima n'arrivent qu'à certaines heures de la journée assez bien déterminées, et que, par suite il ne faudrait peut-être pas regarder comme en parfaite santé l'individu qui aurait la température 37°5, à une heure où cette température devrait être beaucoup plus basse, bien qu'elle soit cependant comprise, pour ses heures, dans les limites de la normale.

Indépendamment de ces variations individuelles de la température suivant les heures de la journée, nous en observons d'autres suivant le lieu d'application du thermomètre.

La température prise dans le rectum ne différerait suivant Wunderlich, que de 0°,1 à 0°,4 de la température de l'aisselle qui lui est inférieure; elle serait, de plus, égale à celle du vagin. Nos observations ne sont pas d'accord avec celles de cet auteur. Bien qu'il prétende que cette différence est à peu près constante nous avons trouvé des variations assez notables. Une seule fois, le thermomètre n'a marqué dans le vagin que 0°,2 de plus que dans l'aisselle, mais dans la grande majorité des cas, cette différence allait de 0°8 à 1°,4 et même 1°,6.

Il est vrai que nos observations ne portent que sur des cas pathologiques; elles sont au nombre de quarante environ. Nous pouvons, en nous appuyant sur elles établir que le thermomètre marquant 37° dans l'aisselle marque en moyenne 38°et 38 2 dans le vagin et le rectum.

Il est probable que la profondeur à laquelle est placé l'instrument est la cause de cette divergence d'opinion, car les auteurs qui ont expérimenté sur des femmes après l'accouchement ont trouvé la température de l'utérus de 0° 3 à 0° 4 plus élevée que celle du vagin.

D'après le même auteur, la température prise dans la bouche serait toujours plus élevée que dans l'aisselle de 0° 1 à 0° 3. Ici encore nous différons, car nous avons observé que la colonne thermométrique est tantôt plus haute, tantôt plus basse que dans le creux axillaire; à l'état sain la différence n'a jamais dépassé 0°,2 à 0° 3 en plus ou en moins.

Quant à l'élévation de température dans les oreilles, au creux épigastrique nos observations personnelles ne nous permettent pas de juger à cet égard et nous ne pouvons tirer de conclusions pour l'homme des expériences entreprises sur les animaux, par M. Claude Bernard.

Après les différences observées chez un même individu, nous devons examiner celles que l'on peut observer chez les individus différents.

Tout le monde n'a pas, en effet, une chaleur moyenne de 36° 6; nous avons vu chez quelques personnes la température du matin à 35° 6 et 35° 8, chez d'autres au contraire à 37° et 37° 2. Il serait possible d'attribuer ces diversités aux plus ou moins grandes pertes de calorique dépendant de la surface du corps, de l'épaisseur de l'épiderme, de son humidité, etc.

Du reste, cette différence individuelle est bien plus grande pour le pouls. Nous nous rappelons l'exemple que nous citait jadis dans ses cours notre illustre professeur Küss, d'une dame dont le pouls ne battait que de 33 à 40 fois par minute et chez laquelle 70 pulsations étaient l'indice d'une fièvre intense.

Ces notions doivent être familières au médecin, qui s'exposerait bien souvent à des déceptions s'il n'en était instruit; à moins que ne s'en rapportant pas, comme c'est l'habitude, à l'état du pouls pour juger de la fièvre, il ne joigne à son observation celle de la température qui ne s'écarte jamais autant de la moyenne physiologique.

Si le sexe ne paraît pas modifier la température, quoique certaines observations peu dignes de croyance tendent à le prouver, du moins l'âge produit des variations qu'il est indispensable de connaître.

Le fœtus a une température presque égale à celle de l'utérus ou du vagin chez la mère, en moyenne 37° 75 dans l'anus.

Selon Baerensprung et Wunderlich sur 37 fœtus, 36 ont une moyenne au-dessus de 37°; un seul n'arrive qu'à 36°,75.

Schœffer trouve que, sur 23 cas, 16 *nouveau nés* ont une température supérieure à celle du vagin; chez cinq autres elle est égale; chez les deux derniers elle était plus basse; il est vrai que nous ne savons pas si, dans ces deux cas, les enfants étaient parfaitement sains.

Après la naissance, la température baisse, elle arrive le plus ordinairement très-rapidement à 36°75, environ pour remonter ensuite de 0°,1 à, 0°,2, et se maintient à 37°, quelquefois même 37°,25 en moyenne, jusqu'à la fin de la première enfance.

M. Roger [1] qui s'est spécialement occupé de la médecine infantile, fixe a 37°,10 la température moyenne des enfants âgés de moins de six ans. Nos recherches personnelles concordent bien avec celles de cet auteur. Nous devons ajouter que ce qui nous a le plus frappé est l'étendue beaucoup plus grande que chez l'adulte de ce que nous avons appelé les variations quotidiennes.

M. Hardy, dans sa thèse, arrive aux mêmes conclusions.

Quant aux vieillards, ils ont généralement une température plus basse que les adultes de 0°,2 ou 0°,3.

Les climats, la température extérieure, si elle arrive même à

1 ROGER. *De la température et du pouls chez les enfants.* (Arch. gén. de médecine, 1844-45.)

40° ou 41° n'ont pas sur la température une action sensible : à la vérité les renseignements que nous possédons à ce sujet ne nous procurent aucune donnée positive.

Il en est de même de l'alimentation suivant les divers pays, et notamment de la nourriture presque exclusivement graisseuse au moyen de laquelle les peuplades des Pôles résistent à la température si basse de ces contrées.

CHAPITRE III.

DE LA MARCHE DE LA TEMPÉRATURE DANS LES MALADIES AIGUES FÉBRILES.

L'état pathologique commence là où finit l'état physiologique; la difficulté est d'assigner une limite exacte à chacun de ces états, car, dès le début d'une maladie, la température peut rester normale ou ne s'élever que de quelques dixièmes de degré; et cependant l'observateur attentif pourra déjà découvrir les germes de la maladie dans la plus grande amplitude des oscillations diurnes de la chaleur et du pouls. Nous avons eu rarement, dans les hôpitaux, occasion de constater expérimentalement ce fait pourtant bien vrai, parce que les malades n'y arrivent jamais tout au début de leur affection ; nous avons cependant pu l'observer quelquefois, par exemple, chez des convalescents qui contractaient avant leur sortie une maladie nouvelle, ou chez des individus atteints de maladies chroniques afébriles, et frappés intercurremment d'une affection aiguë.

Quoi qu'il en soit, nous regarderons comme températures pathologiques celles qui ne sont pas comprises dans les limites que nous avons considérées comme normales; en indiquant toutefois que nous ne nous occuperons que des maladies fébriles, et laisserons de côté celles où le refroidissement est la règle. La constatation d'une seule température élevée suffit pour déterminer l'existence de la fièvre; nous devons pourtant faire une restriction, à cause des enfants, chez lesquels il nous est arrivé quelquefois de constater une température 38° le matin, tandis que le soir ou le lendemain, elle était redevenue normale, sans qu'on ait pu trouver la moindre lésion. C'est un fait qui nous a frappé bien des fois; nous avons dû attribuer cette anomalie à une impressionnabilité plus grande du système nerveux des enfants; ce qui peut combattre cette hypothèse, c'est que nous n'avons jamais rencontré ces écarts inexpliqués chez les femmes, même nerveuses, bien que nous les ayons bien souvent recherchés.

La limite supérieure assignée à la température pour permettre encore la vie, est, d'après Wunderlich, 42°5; encore n'est-il constaté qu'un seul cas dans une fièvre typhoïde où cette température ait été suivie de guérison.

La seule fois où nous ayons vu la chaleur monter à ce degré était chez un enfant atteint de scarlatine, qui mourut le lendemain. Roger cite quelques cas semblables, tous suivis de mort. Il est du reste, extrêmement rare d'observer des températures aussi élevées; on voit cependant encore 42° dans quelques fièvres intermittentes et les fièvres éruptives.

Pas plus qu'à l'état sain, l'élément chaleur n'est constant dans la maladie; elle décrit des oscillations quotidiennes, qui sont encore plus irrégulières et plus mal déterminées que chez l'homme en bonne santé.

Tantôt ces oscillations sont plus grandes, tantôt elles sont à peine sensibles, et nous avouons que nous ne savons guère à quoi les attribuer; car si, à l'état physiologique nous pouvons en regarder la digestion, le travail, les influences extérieures comme les principales causes, nous n'en pouvons plus dire autant chez l'individu malade, soumis à la diète, constamment couché et renfermé dans une salle dont les conditions ne changent pas d'une façon notable.

Ce qu'il y a de plus singulier, c'est que c'est dans les maladies évoluant le plus normalement qu'on observe la plus grande amplitude des oscillations, au moins pendant les périodes de déclin et de convalescence, époques pendant lesquelles on peut admettre que la cause morbifique a cessé d'agir.

C'est là un sujet de recherches auxquelles on ne pourra se livrer qu'en pénétrant plus profondément dans l'organisme, en analysant les sécrétions, les excrétions, les humeurs et les tissus à divers instants de la fièvre. Cette étude, en grande partie du ressort de la chimie médicale, aurait selon nous pour résultat, de contribuer vivement à nous éclairer sur la nature même de la fièvre, en écartant nombre de théories, d'hypothèses qui n'ont pu jusqu'ici se soutenir d'une manière sérieuse. C'est à la chimie physiologique de nous donner le dernier mot sur la théorie des fermentations, sur l'hypothèse des parasites, vibrions, bactéries, micrococcus de la fièvre typhoïde, tous ferments, en voie de devenir une réalité.

Quoi qu'il en soit de toutes ces idées sur l'essence de la fièvre quelque complexes que soient les éléments qui la constituent ou la produisent, on a cependant pu formuler les lois qui en règlent la marche d'une façon générale, et les appliquer aux cas particuliers, aux maladies évoluant normalement et aboutissant à une terminaison heureuse. Quand, au contraire, l'issue a été fatale, cette réglementation n'a pu être toujours établie ; en voici la raison : c'est que la mort n'est pas ce que nous pouvons appeler la fin normale des maladies aiguës, c'est qu'une fièvre typhoïde, c'est qu'une pneumonie, c'est qu'une variole ne tuent pas parce que le malade est atteint de fièvre typhoïde, de pneumonie ou de variole, mais bien à cause d'un concours de circonstances qui viennent compliquer ou aggraver l'état primitif.

La marche de la température dans les pyrexies peut se diviser en un certain nombre de périodes bien déterminées, toujours reconnaissables sur une courbe thermométrique. Ces périodes sont au nombre de trois : période d'augment, période d'état, période de déclin, ou, selon Hirtz, période ascendante, stationnaire, descendante.

1° *Période ascendante.*

Cette période est comprise entre le début de la maladie et le moment où la température arrive à son maximum, c'est le stade *pyrogénétique* de Wunderlich.

Cette période n'a pas toujours la même durée ; dans certaines maladies, elle se termine en peu d'heures : *fièvre intermittente*, courbe N° 3 : faisons remarquer que dans un grand nombre de ces affections, et dans ce cas particulier, la température commence à s'élever avant le début du frisson.

Dans d'autres cas, la période ascendante dure un jour ou un jour et demi ; érysipèle (courbe N° 4) — *scarlatine* (courbe N° 5) — quelquefois deux jours ou deux jours et demi; pneumonie courbe N° 6.

La rougeole, la variole, la varioloïde, l'angine tonsillaire peuvent aussi rentrer dans les maladies à période ascendante courte.

Il en est de même de quelques affections chirurgicales, la pyémie et la septicopyémie dont le début est pour ainsi dire foudroyant (*fig.*7), tirée de la thèse de M. Cheviet; et de la fièvre puerpérale (courbe N° 8), thèse de M. Lefort.

Le stade d'augment dure souvent plus longtemps, quelquefois un septénaire entier : nous en donnerons comme exemple la fièvre typhoïde dont la marche ascendante est si caractéristique: on y constate en effet des rémissions, tous les matins, et très-souvent une fausse défervescence, qui apparaît non pas toujours

Pl. 2

PERIODE ASCENDANTE 3 Types { très rapide: Courbe 3. / rapide: Courbes 4.5.6.7.8. / lent: Courbes 9.10.11.12

Courbe N°3 Fièvre quarte

Courbe N°4 Erysipèle de la face

Courbe N°5 Scarlatine

Courbe N°6 Pneumonie

Courbe N°7 Septicopyémie

Courbe N°8 Fièvre de lait

Courbe N°9 Fièvre typhoïde

Courbe N°10 Fièvre typhoïde

Courbe N°11 Fièvre typhoïde

Courbe N°12 Fièvre typhoïde

le septième jour, comme le croit Wunderlich, mais le 6e, 7e, 8e ou même le 10e jour de la maladie. Nous pensons du reste qu'il est très-difficile de désigner exactement ce moment, à cause de l'impossibilité presque absolue de déterminer le début de la fièvre typhoïde.

La courbe N° 9 représente un tracé dû à Thomas, de Leipzig, rapporté par Jaccoud; cet auteur fait arriver l'acmé d'une fièvre typhoïde dès le troisième jour, mais si on examine bien son tracé, on verra qu'évidemment la fièvre a commencé deux jours plustôt qu'on ne croit et que ce n'est que le cinquième jour que se termine le stade des oscillations ascendantes.

La courbe N° 10, de Wunderlich, représente une période d'augment, durant quatre jours, avec rémission considérable, au commencement du huitième jour.

Les courbes N° 11 et 12, de période ascendante de fièvre typhoïde appartiennent au même auteur.

En dehors de ces formes typiques de périodes ascendante, se trouvent un certain nombre de maladies aiguës, et parmi elles, la peurezie, la péricardite, le rhumatisme articulaire, etc. Il faut surtout ranger dans cette classe les maladies dans lesquelles la fièvre dépend surtout de l'intensité des lésions locales.

2° *Période d'état.*

La période d'état suit immédiatement la période d'augment; comme celle-ci, elle est variable par sa forme et sa durée dans les différentes maladies : nous pouvons ajouter qu'elles n'ont ensemble aucun rapport, c'est-à-dire qu'on ne peut conclure de la durée de l'une à la durée de l'autre, non plus que le point culminant de la température ne peut donner de renseignements sur son élévation pendant la période d'état.

Cette période manque rarement; nous pouvons même dire

qu'elle ne manque jamais : elle peut, il est vrai, ne durer que quelques instants, par exemple dans la fièvre intermittente, où elle dure de une demie-heure à six ou sept heures : (courbes N° 13 et 14.) Elle est tout aussi courte dans certains cas peu fréquents d'érysipèle où il n'y a qu'un seul point culminant : nous en donnerons un exemple courbe N° 15.

La période d'état dure ordinairement plus longtemps : ainsi dans la pneumonie, de trois à six jours; dans la plupart des cas d'érysipèle de trois à huit jours; de huit à quinze jours dans la rougeole, la varioloïde, la scarlatine. Elle dure encore plus longtemps dans beaucoup d'autres affections, notamment la fièvre typhoïde, de deux à quatre semaines, dans les diverses formes de typhus, la pyohémie, le rhumathisme articulaire, la variole, la tuberculose aiguë, etc

Nous aurons à revenir sur cette période d'état lorsqu'à la fin de ce chapitre nous aurons à traiter de la marche de la température dans chaque maladie. Nous donnerons en même temps les courbes que nous avons recueillies à l'hôpital, et celles des auteurs qui nous paraîtront offrir un certain intérêt.

Si la durée du stade stationnaire est variable, sa forme l'est bien davantage encore; on peut cependant en établir les principaux types.

Les oscillations peuvent être ascendantes, c'est-à-dire que la température de chaque soir est plus élevée que celle de la veille; quand cette forme dure longtemps la maladie se termine par la mort.

Elles peuvent se maintenir au même niveau ou même être descendantes : la courbe N° 16 en est un exemple : elle provient d'une femme atteinte de pneumonie, et commence le troisième jour de la maladie pour aller jusqu'au septième, moment de la défervescence. La variole, la fièvre typhoïde ont aussi un aspect particulier, nons y reviendrons.

Pl. 3e

PERIODE D'ETAT

Courbe N° 13
Fièvre intermittente

Courbe N° 14
Fièvre quarte

Courbe N° 15 Erysipèle de la face

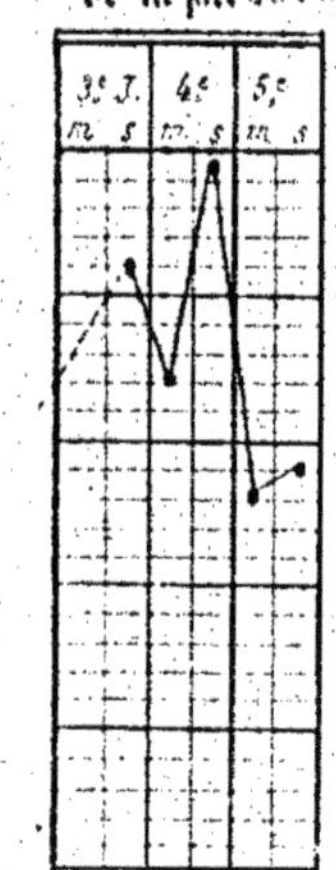

Courbe N° 16
Pneumonie

3° *Période descendante.*

La période descendante est celle qui suit la période d'état dans les maladies se terminant par la guérison.

Dans les maladies où le principe morbifique s'est rapidement épuisé, la défervescence est de courte durée ; ce mode s'observe souvent dans les maladies où le stade d'augment s'est terminé en un ou deux jours. Il y a cependant des exceptions à cette règle : variole, pneumonie devenant chronique.

Cette défervescence rapide peut se faire de plusieurs manières : soit qu'elle commence par l'absence d'exacerbation vespertine, soit que, cette exacerbation s'étant produite, la température s'abaisse le lendemain matin jusqu'à la normale, quelquefois même au-dessous ; c'est en effet surtout dans les maladies où la chute de la température est très-brusque qu'on observe ces refroidissements consécutifs ; le plus ordinairement, après être tombée à 36°6 ou au-dessous, la chaleur augmente un peu et n'arrive qu'au bout de quelques jours à être tout-à-fait normale.

Sont caractérisées par ce mode de défervescence : la fièvre intermittente, la pneumonie, la rougeole, la varioloïde, l'érysipèle de la face.

Cette période descendante peut être instantanée ou ne durer que peu d'heures ; ainsi, dans les fièvres de malaria récentes où la chaleur peut tomber, en moins de une heure, de 41° et 42° à 37°.

Dans la pneumonie, c'est du soir au lendemain matin que se fait la chute qui peut aller de 41° à 35°8, ainsi que nous l'avons observé chez un enfant dans le service de M. le professeur Tourdes. (Voir la courbe N° 17).

Le plus souvent l'état du poumon n'a pas sensiblement changé, aussi peut-il arriver que le nombre des inspirations qui, ainsi que nous avons cherché à le montrer dans un autre travail, marche à peu près parallèlement à la courbe thermométrique, peut-il, disons-nous, arriver dans ces défervescences rapides de la pneumonie que le nombre des inspirations ne suive pas la même marche descendante.

Dans la courbe N° 18, au contraire, nous décrivons la défervescence d'une pneumonie (service des enfants) où la respiration a cependant suivi la température dans sa chute, puis il y a un abaissement de température qui dure deux ou trois jours jusqu'au moment où tout rentre dans la règle.

Très-souvent encore, la défervescence au lieu de se faire du soir au lendemain se fait en deux jours ou deux jours et demi. Nous en citons un exemple dans la courbe N° 19, c'est un cas de pneumonie (service des femmes) où l'on remarque un stade de déclin durant deux jours et demi et suivi de recrudescence. Ces recrudescences sont d'autant plus prononcées que la maladie a duré plus longtemps.

La défervescence dans la pneumonie peut aussi se faire pendant le même temps, mais par oscillations avec exacerbations vespertines. Courbe N° 20.

Les courbes N°s 21 et 22 représentent la défervescence dans deux cas d'érysipèle de la face.

Le mode de défervescence que nous avons décrit jusqu'ici porte le nom de *Crise ;* on nomme au contraire *Lysis* ou défervescence lente, traînante, celle qui dure plus longtemps, six à quinze jours, même davantage. La durée en est déterminée, mais la forme en est variable et peut se rapporter à quelques types bien définis.

Les types les mieux établis appartiennent à la fièvre typhoïde.

Dans certains cas, la défervescence peut durer de douze à quinze jours ; la température avec ses exacerbations du soir reste constante pendant trois ou quatre jours, puis baisse, reste à ce deuxième niveau pendant quatre jours et baisse encore jusqu'à la normale. Un de nos amis et collègues, le docteur Flammarion

PERIODE DESCENDANTE

Pneumonie

Pneumonie

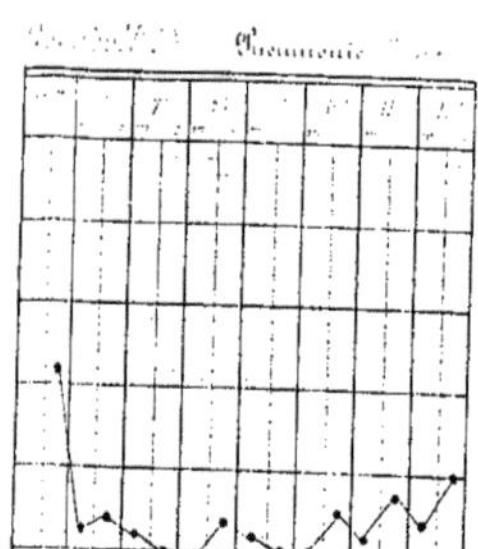

Pneumonie

Pneumonie

Erysipèle

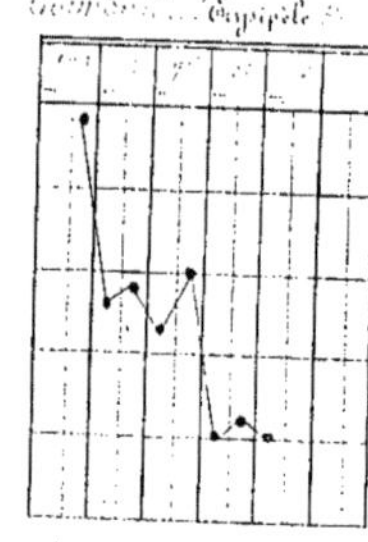

Erysipèle

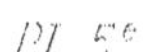

PERIODE DESCENDANTE (Suite)

Courbe N° 2.. Fièvre typhoïde

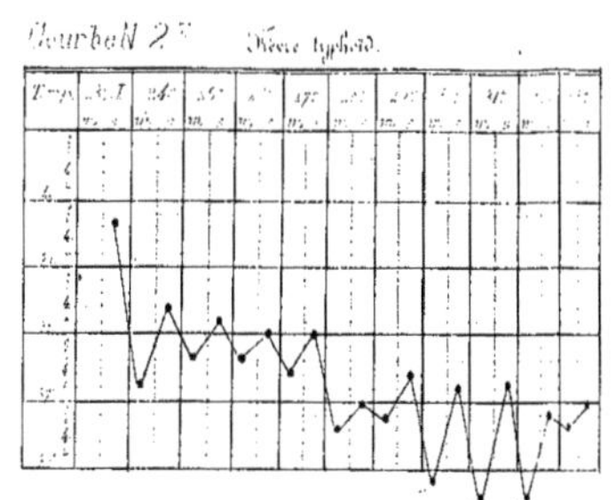

Courbe N° 24 Fièvre typhoïde

Courbe N° .. Fièvre typhoïde

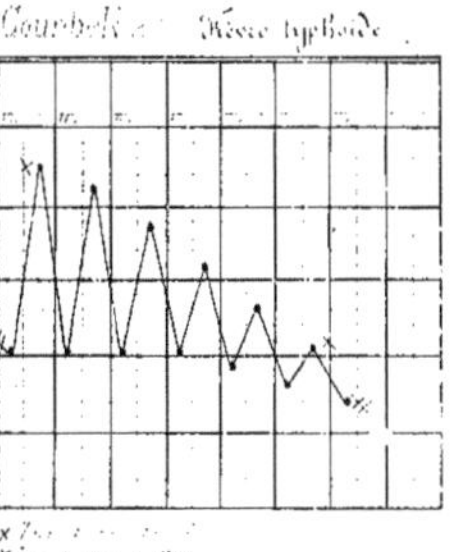

Courbe N° .. Fièvre typhoïde

Courbe N° 2.. Fièvre typhoïde

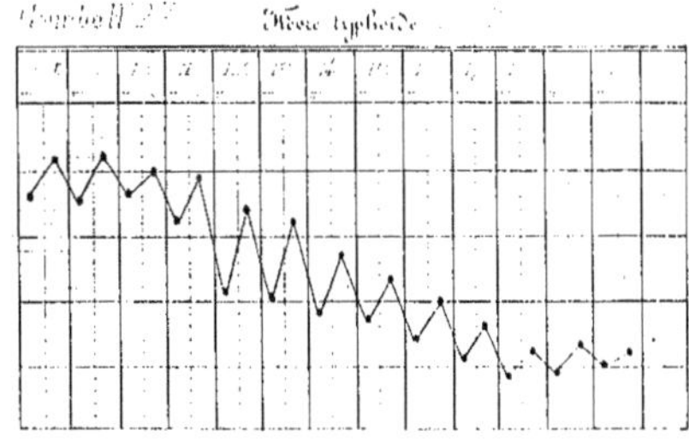

ex-interne des hopitaux de Strasbourg, nous en a fourni un exemple : Courbe N° 23.

Dans d'autres cas, la température baisse graduellement, les oscillations sont égales entre elles, mais disposées de telle façon que la température du jour soit toujours inférieure à celle de la veille ; l'amplitude des oscillations pouvant du reste être plus ou moins grande. (*Courbe N° 24*).

Cette forme s'observe aussi dans le rhumatisme articulaire aigu.

Enfin, dans certains cas, la défervescence est complète le matin pendant plusieurs jours de suite, la température diminue chaque jour, de sorte qu'aussi chaque jour l'amplitude des oscillations est moins grande. (*Courbe N° 25*).

Les courbes N°s 26 et 27 tirées de l'ouvrage de Wunderlich montrent des défervescences tout-à-fait analogues à celles que nous venons de décrire.

Les types de lysis que nous avons signalés sont loin d'être constants ; ils subissent de nombreuses variations ; on le comprend facilement du reste, car c'est dans cette période, comme nous l'avons dit, et pendant la convalescence que les malades sont le plus influencés par les causes qui, à l'état sain, n'ont qu'une action à peine sensible sur la chaleur animale.

Aussi ne parlerons-nous pas de la marche de la température dans la convalescence. Il est impossible, en effet, de rien préciser, sinon qu'on peut affirmer que les écarts un peu notables de la courbe normale physiologique ne doivent pas être de longue durée, car dans ce cas ils seraient l'indice certain d'une rechute d'une complication ou d'une affection intercurrente.

C'est, du reste, dans ces cas particuliers que nous espérons montrer l'importance du thermomètre et de son application régulière. Voir plus loin : Chapitre VI.

Si la période d'état ne fait jamais défaut, la période descendante manque, quand la maladie se termine par la mort.

La période préagoniale et celle de l'agonie, que nous r gardons, pour notre compte, comme des aberrations de type (car pour nous la guérison est la terminaison normale des maladies aiguës évoluant régulièrement) rentrent de droit dans notre dernier chapitre.

4° *Marche de la température après la mort.*

Le plus souvent la température baisse immédiatement après l'extinction des phénomènes vitaux apparents, mais il est un certain nombre, nous ne dirons pas de maladies, mais de cas spéciaux où le corps ne commence pas immédiatement à se refroidir. C'est surtout lorsque la mort survient dans une agonie où la chaleur a été très-élevée qu'on observe ce singulier phénomène.

Wunderlich cherche à l'expliquer de deux manières : 1° suppression de la sueur et par suite suppression d'une des causes de perte de la chaleur qui continue à se produire ; 2° combinaisons chimiques dues aux changements musculaires post mortem et constituant une nouvelle source de calorique.

Cette augmentation n'est jamais considérable et ne dépasse pas quelques dixièmes de degré.

Nous l'avons observée dans deux cas : nous en rappelons le plus ntéressant.

Pneumonie du sommet. Service des femmes. Mort à 2 h. 30 min.

		Temp. dans l'aisselle	dans le vagin.
2 h. 30 min.	. . . .	37°.	39°4
» 32	» 2 min. après la mort	37°1	39°6
» 33	» 3 —	37°8	39°6
» 40	» 10 —	37°8	39°8
» 50	» 20 —	37°7	39°8
» 55	» 25 —	37°5	39°6

Nous n'avons pu continuer plus longtemps l'observation, bien qu'il eût été intéressant de savoir combien de temps encore le vagin et les parties profondes auraient conservé leur chaleur.

Dans le deuxième cas où nous avons fait la même remarque, la température ne s'était élevée que de deux dixièmes de degré pendant que peu de minutes. Nous n'avions placé le thermomètre que dans l'aisselle.

Par contre, nous avons vu, dans d'autres cas où la température au moment de la mort était 40°, le thermomètre à ce niveau pendant deux minutes seulement sans subir aucune élévation.

Si les deux parties du corps ne sont pas également chaudes, la chaleur ne diminue pas avec la même vitesse dans les deux parties.

M. Larger, notre collègue dans les hôpitaux, nous en a fourni une observation intéressante. Elle appartient à un individu devenu hémiplégique à la suite d'une tumeur cérébrale.

Mort à 8 heures 25 minutes du matin.

8 h. 23 min.	côté droit, sain	38°6	gauche	38°0
8 h. 45 »	—	38°6	—	37°9
9 h. » »	—	38°2	—	37°7
9 h. 12 »	—	38°2	—	37°5
9 h. 17 »	—	38°	—	37°4
9 h. 23 »	—	38°	—	37°2

Quant au temps nécessaire pour que la température se soit mise au niveau de la température ambiante, il est très variable; il est court à la suite de la mort par hémorrhagie par exemple : (deux ou trois heures); il est beaucoup plus long à la suite de la mort par asphyxie, par congestion cérébrale.[1]

MARCHE DE LA TEMPÉRATURE DANS LES DIVERS GROUPES DE MALADIES AIGUES.

Jusqu'ici, en nous occupant des périodes par lesquelles passent toutes les maladies fébriles, nous n'avons fait pour ainsi dire

1 Tourdes, *Cours de médecine légale.* (1867 68).

que de la théorie ; mais cette théorie se base sur des faits qu'il va nous suffire maintenant de réunir les uns aux autres pour reconstituer dans son ensemble la courbe thermométrique propre à chaque maladie fébrile.

Mais en outre l'étude de ces diverses périodes va nous permettre, si on l'a bien suivie, de former des classes de maladies suivant les courbes thermométriques, non que nous voulions dire que ces maladies aient entre elles d'autre ressemblance; nous ne les groupons ainsi que parce que nous n'avons à nous occuper dans ce travail que de la chaleur animale et de sa marche dans les affections aiguës.

Aussi serons-nous très-bref dans cet exposé. Nous n'avons pas à accompagner nos courbes thermométriques d'observations de malades qui n'offriraient aucun intérêt, d'autant plus que nous voulons dans ce chapitre ne parler que des maladies évoluant normalement. Dans un autre chapitre nous devrons entrer dans de détails d'observations, lorsque précisément il s'agira de démontrer que chaque écart de cette courbe normale, écart montré par le thermomètre, tient à une cause qu'il faut trouver.

Nous avons remarqué dans la première partie de ce chapitre qu'une certaine classe de maladies évolue d'une manière extrêmement rapide et parcourt ses trois périodes en un temps extrêmement court, de trois à douze heures environ ; ce sont les fièvres intermittentes, fièvres de malaria, quel que soit leur type, tierce, quarte, etc.

On peut, avec les fièvres éphémères, les ranger dans une classe à part :

1° Affections à type très-rapide.

D'autres affections, dont la période d'augment se termine en un, deux ou trois, jours dont la période de déclin dépasse rarement trois ou quatre jours, peuvent constituer le groupe des :

2° Affections à type rapide.

La période d'état est de toutes la plus variable dans ces maladies, dont les unes ne durent que de quatre à cinq jours en tout, d'autres jusqu'à quinze et seize jours.

Nous y ferons rentrer les maladies éruptives, rougeole, varioloïde, varicelle, variole, scarlatine, l'érysipèle, la pneumonie, l'angine tonsillaire, la fièvre puerpérale.

Dans un troisième groupe *à type lent* entre d'une façon toute spéciale la fièvre typhoïde, si bien caractérisée par sa période ascendante *lente*, sa période descendante *lente* et une longue période d'état.

Nous pourrions placer dans cette classe d'autres affections aiguës à type analogue dont nous n'avons guère parlé jusqu'ici, parce que ces maladies n'offrent pas dans leur marche thermométrique une physionomie bien définie. Elles ont bien leurs trois périodes, mais ces périodes offrent des irrégularités telles qu'on ne peut leur assigner une forme typique.

Nous allons essayer de nous faire mieux comprendre par un exemple : dans un déclin de pneumonie, la température a été, supposons-nous, la veille au matin 38°, la veille au soir 38°6, ce matin elle remonte à 40°. Soyez sûr alors qu'il y a quelque accident qui compromet votre malade ou une nouvelle pneumonie qui se déclare. Au contraire, dans les affections dont nous vulons parler un pareil phénomène pourra se présenter sans que vous ayez le droit d'affirmer l'existence d'une complication.

Ces affections sont : le rhumatisme articulaire aigu, la pleurésie, la tuberculose aiguë, la méningite.

Nous ne parlons de ces affections que pour mémoire.

1° AFFECTIONS À TYPE TRÈS-RAPIDE.

Les fièvres intermittentes, ou plutôt un accès de fièvre intermittente est caractérisé par une période ascendante très-brusque qui débute, non comme on le croit généralement, par un frisson, mais par du malaise, de la céphalalgie ; le frisson n'arrive souvent qu'ensuite.

Toute cette période ascendante constitue la période de froid.

La période d'état correspond à la chaleur sèche.

Enfin la période de sueur, ordinairement la plus lente, est caractérisée par la diminution de la température qui revient à la normale en plus de temps qu'elle n'a mis pour arriver à son acmé.

Nous avons montré dans nos courbes 3, 13 et 14, des périodes ascendantes et d'état de fièvres intermittentes.

Ce sont des observations qu'on n'a pas souvent l'occasion de faire puisqu'il faut, ce qui, en pratique, n'a pas d'intérêt réel, prendre la température une ou deux fois chaque heure pendant la durée de l'accès.

Il en est de même des *fièvres éphémères* assez peu intenses généralement pour qu'on ne s'en préoccupe même pas.

Nous passons immédiatement à notre deuxième groupe de maladies qui présente, au point de vue de l'ensemble de la marche de la chaleur, un intérêt beaucoup plus grand :

2° AFFECTIONS A TYPE RAPIDE.

Maladies éruptives — Caractérisées toutes par une période prodromale de deux à trois jours, sans élévation de température, mais cependant avec variations et amplitudes légèrement augmentées.

Pour toutes, période ascendante rapide, comme nous l'avons déjà vu au commencement de ce chapitre. En même temps que l'augmentation de température, malaise, embarras gastrique ; tant que l'éruption ne se manifeste pas, à part quelques muqueuses diversement enflammées, le tableau est le même pour toutes les maladies éruptives. Nous allons examiner quelles sont

Pl. 5 (bis)

MALADIES ERUPTIVES

Courbe N° 28 Rougeole

Courbe N° 29 Varicelle

Courbe N° 30 Scarlatine

Courbe N° 31 Scarlatine

Courbe N° 32 Variole

les modifications que chacune d'elles fait subir à la marche de la chaleur aussitôt après l'apparition des taches caractéristiques.

Rougeole. — La chaleur augmente jusqu'à l'éruption (période d'augment), reste constante (période d'état) jusqu'à ce que cette éruption soit complète, diminue à partir de ce moment, (période de déclin) qui se termine avant que les taches n'aient complètement disparu. Voir courbe N° 28 (de Wunderlich).

Période d'état au troisième jour de la maladie, durée trois jours, période de déclin deux jours.

Varicelle. — Période prodromale comme toujours ; période d'augment ordinairement plus lente que dans la rougeole, période d'état presque nulle, car la période de déclin commence en même temps que l'éruption commence à paraître ; l'éruption continue que la température est revenue à la normale. Du reste, elle ne s'élève jamais beaucoup.

Scarlatine. — Dans cette affection l'éruption a commencé avant que la période ascendante de la chaleur se soit arrêtée ; elle continue le plus ordinairement encore pendant un ou deux jours.

C'est ordinairement cette légère ascension des deux jours qui suivent l'éruption qui constitue la période d'état, car la période de déclin commence ensuite ; elle dure de cinq à huit jours et ne se termine que lorsque déjà la desquamation a commencé.

Tels sont donc deux faits bien spéciaux à la scarlatine et qui suffisent à la faire reconnaître des autres fièvres éruptives :

Continuation de la période ascendante après l'éruption.

Apparition de la desquamation pendant la période de déclin.

La courbe N° 30, prise au service des enfants nous montre ces cas de scarlatine : éruption au troisième jour, fin de la période d'ascension le cinquième ; desquamation avec légère recrudescence, le sixième, la température étant encore ce à moment à 39°.

La courbe N° 31, est due à Wunderlich ; la période de

descente va du sixième au douzième jour ; la desquamation commence le septième, aussi avec légère recrudescence.

Variole. — Si la scarlatine a une marche qui lui est propre, au point de vue de la température, la variole est bien plus facilement reconnaissable encore à sa courbe thermométrique.. Sa courbe est en effet double :

Période ascendante rapide deux jours, trois jours au plus. Période d'état, rapide : un à deux jours, commençant avec l'éruption ; période de déclin rapide, de un à deux jours.

La température devient normale elle reste normale jusqu'au moment où les premiers boutons vont commencer à suppurer. Cette suppuration s'annonce par un nouvel acmé, qui peut arriver au même niveau que dans la première évolution. Puis nouvelles périodes, d'état et de déclin. Cette dernière ordinairement assez lente, et durant jusqu'à la dessication des boutons.

Voir la courbe N° 31. — (Service des varioleux). Femme en traitement dans la salle des femmes pour une affection chronique: La première défervescence a durée trois jours et demi. L'éruption était confluente et les boutons s'étant mis très-rapidement à suppurer, la température n'est restée normale qu'une demi journée entre les deux périodes.

Ce n'est que le 21ᵉ jour que la température était redevenue normale. Tout était desséché.

La courbe N° 33, tirée de l'ouvrage de Wunderlich est tout à fait analogue; ainsi que celle N° 34, tirée de la thèse de M. Anfrun, avec cette exception que cette dernière suivant exactement son type, n'offre cependant pas la température normale entre les deux périodes morbides, par ce que l'affection est devenue hémorrhagique.

Varioloïde. — Dans la varioloïde, la deuxième partie de la courbe manque, la suppuration n'ayant pas lieu.

Il n'est pas rare d'y constater un type un peu plus lent que

Pl. 6e

MALADIES ÉRUPTIVES

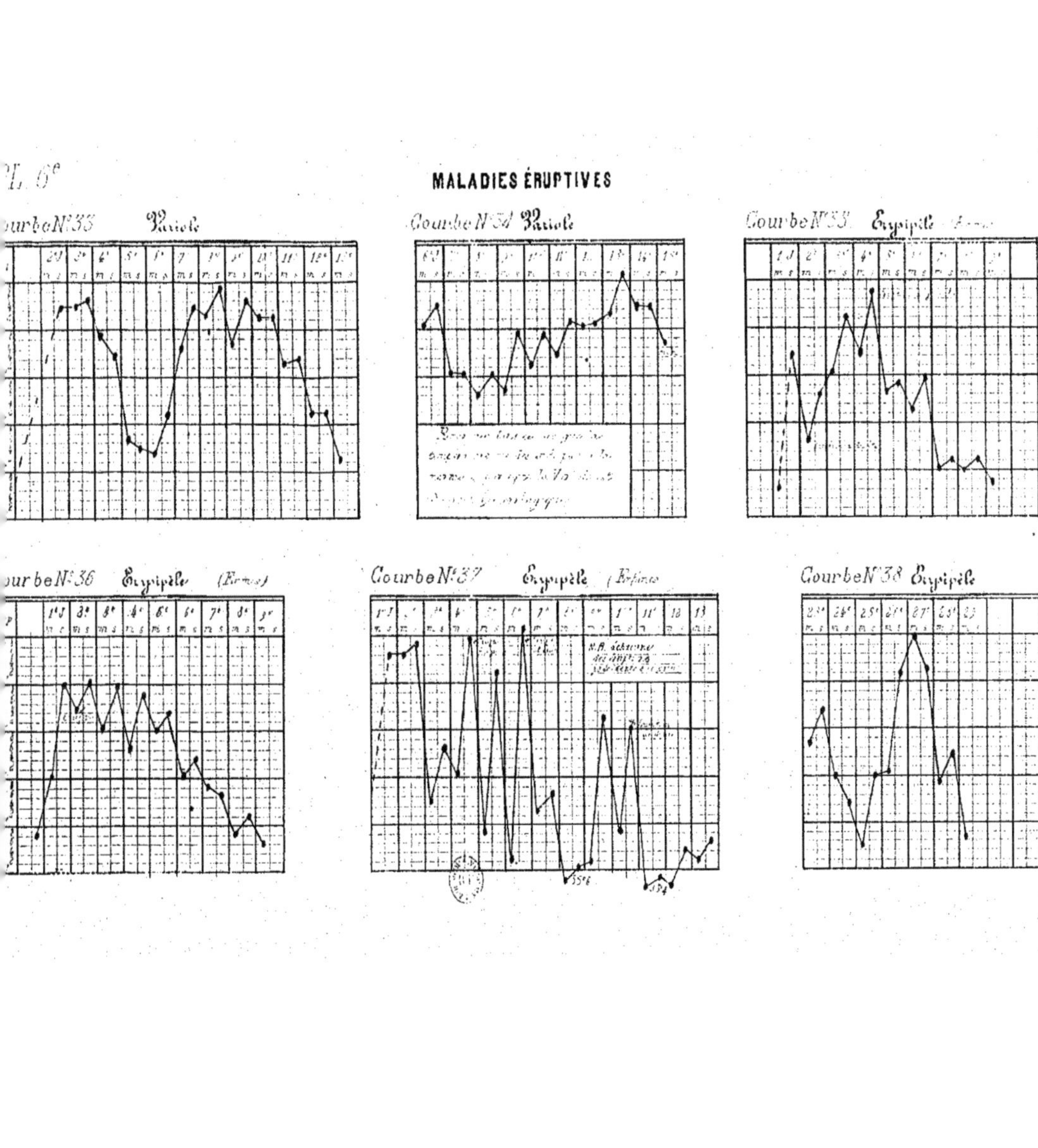

dans la variole vraie. Il n'est, au contraire, pas très-fréquent de voir la température s'élever autant que dans la variole : nous avons pu cependant observer nous-même, et voir relatés certains cas où le thermomètre a monté jusqu'à 40°, ce qui peut fort bien n'être dû qu'à une plus grande impressionabilité du malade à l'influence thermique.

Erysipèle. — Période ascendante très-rapide, de un à trois jours, avec malaise, souvent des vomissements, toujours de l'embarras gastrique.

La période d'état commence immédiatement; elle est variable dans sa durée, qui est ordinairement la même que celle de l'éruption ; dans ce cas, la courbe est descendante.

Notons que dans le cas où l'érysipèle facial attaque à peu près simultanément plusieurs points voisins, il n'est pas rare de constater, dans la période ascendante, une rémission plus ou moins complète.

Courbe N° 35. — Cette courbe appartient à une femme de trente ans, à l'hôpital pour une syphilis constitutionnelle, chez laquelle se déclare un érysipèle facial du côté droit ; la température baisse immédiatement ; elle remonte le lendemain, et le côté gauche est attaqué à son tour.

Période d'état, à courbe descendante du 6e au 8e jour. Déclin à partir du neuvième.

La courbe N° 36, prise dans le même service est une courbe d'érysipèle marchant normalement et simplement.

Un fait peu rare dans l'erysipèle, et dont nous donnons un exemple dans la courbe N° 17, est la récidive, marquée deux et trois fois chez le même malade. Nous en avons recueilli une courbe très-bien accentuée chez une jeune fille, atteinte de périostite chronique, dans le service des enfants (Profess. Tourdes). (Courbe N° 37.)

Notre courbe N° 38, tirée de la thèse de M. Anfrun en offre aussi un exemple.

Un fait à noter, c'est que si l'éruption disparaît trop vite, il est fort à craindre, comme le montre notre courbe 37, et celle de M. Anfrun N° 38, qu'il n'y ait une récidive. C'est que sans doute la deuxième éruption n'a agi, au moment de se produire, que comme un révulsif puissant.

N'est-ce pas là quelque chose d'analogue à ce qu'on appelle vulgairement les éruptions rentrées, que l'on regarde comme dangereuses à cause des accidents internes qui peuvent s'en suivre. Nous ne pouvons encore déterminer lequel des deux faits est la cause ou la conséquence de l'autre.

Avant de terminer ce que nous avons à dire sur les maladies éruptives, nous devons faire remarquer qu'il est peu d'affections aussi sujettes à être compliquées, dans leur marche ou pendant la convalescence, par des maladies intercurrentes Or, chacun sait combien il est, dans la pratique, difficile d'examiner attentivement, profondément, un malade atteint par exemple de variole. On serait obligé de le déranger, de le découvrir souvent pour l'ausculter, le percuter, etc..., et veiller à chaque instant à toute complication possible.

C'est surtout dans ces cas que servira l'application du thermomètre, dont une élevation en dehors de la marche normale suffira pour mettre le médecin sur ses gardes, et le prévenir qu'un danger menace le sujet soumis à son observation.

Maladies inflammatoires.— Dans les maladies inflammatoires rentrent naturellement les inflammations des organes internes, appareil respiratoire, digestif, cerveau, etc..., et les inflammations des séreuses; mais nous avons écarté comme ayant une marche irrégulière, un certain nombre de ces maladies qu'on ne peut regarder comme typiques.

Nous traiterons ici plus particulièrement la marche de la chaleur dans la *Pneumonie*.

La période d'augment est très-rapide, non interrompue ordinairement par une rémission matinale; elle dure un, deux ou deux jours et demi.

Wunderlich arrive aussi à cette conclusion pour ce qu'il appelle la pneumonie croupale; il en distingue la pneumonie catarrhale, mais cette affection se rapproche beaucoup plus de la bronchite capillaire.

Si nous restons dans les limites de la pneumonie franche, nous y constatons toujours le même début.

Également caractéristique est la période de défervescence, de même durée que la première, le plus souvent sans exacerbation respective. Elle se fait quelquefois en une nuit, quelquefois en 24, 36 heures, rarement davantage.

La période d'état varie davantage.

Durée de trois à huit et neuf jours : soit avec marche légèrement ascendante ou légèrement descendante, mais fort souvent interrompue par une recrudescence indiquant qu'un nouveau point du poumon ou de l'autre poumon est attaqué.

Très-fréquemment, dans la pneumonie, où l'état général a été rapidement ébranlé par une température souvent excessive, où la chaleur est brusquement redevenue normale, par une espèce de collapsus, très-fréquemment, disons-nous, la période de défervescence est suivie d'une nouvelle recrudescence d'autant plus élevée que le sujet a été plus ébranlé, plus dangereusement atteint.

La courbe N° 39 nous en donne un exemple. Elle appartient à une femme déjà âgée, 60 ans, qui a été pendant plusieurs jours en danger de mort, et chez laquelle après la défervescence, la température s'est relevée et maintenue pendant quelques jours vers 38°. La même courbe nous montre un exemple de recrudescence de la température pendant la période d'état à la suite de l'invasion du sommet du poumon gauche, attaqué six jours après le poumon droit.

Dans d'autres cas, au contraire, on peut observer une période de refroidissement suivant un collapsus, ainsi que nous avons eu l'occasion de l'observer chez un enfant, dont nous avons montré déjà la courbe au N° 18. Planche IIIe.

La courbe N° 40 est celle d'un cas de pneumonie, où la défervescence n'arrive que le 15e jour, par suite de l'invasion successive des deux poumons. Cette défervescence est normale, dure deux jours et demi et est, comme dans la courbe 39, suivie d'une recrudescence de quelques jours.

Courbe N° 41. — Pneumonie d'enfant avec défervescence, (collapsus) au cinquième jour, sans accident particulier. Chute extrêmement brusque de 41°, 6 à 36°, en une seule nuit, fait qu'on n'observe guère que chez les enfants.

Les courbes N°s 42 et 43 appartiennent à Wunderlich, et sont normales.

La courbe 44, du même auteur, indique une recrudescence au sixième jour.

Les autres inflammations aiguës suivent une loi analogue; mais comme elles n'ont pas, avons-nous déjà dit, de type bien défini, nous renvoyons à nos généralités sur les diverses périodes: ascendante, stationnaire et descendante. Chacune d'elles est mal définie, et n'est pas constamment semblable dans la mêm affection.

Il ne faudrait pas en conclure qu'on ne doive pas prendre la température des malades qui en sont atteints. Ce n'est pas en effet pour constater la marche absolument toujours la même dans es maladies typiques que nous nous servons de thermomètre. Et quelle que soit la maladie que nous aurons à traiter,

PL. 7e

PNEUMONIE.

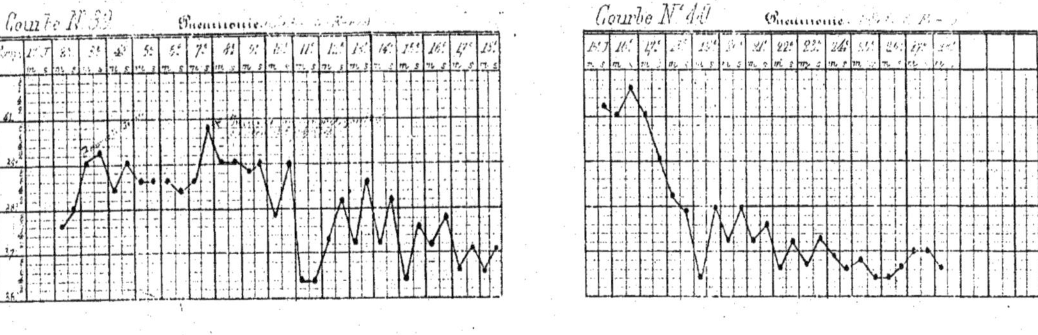

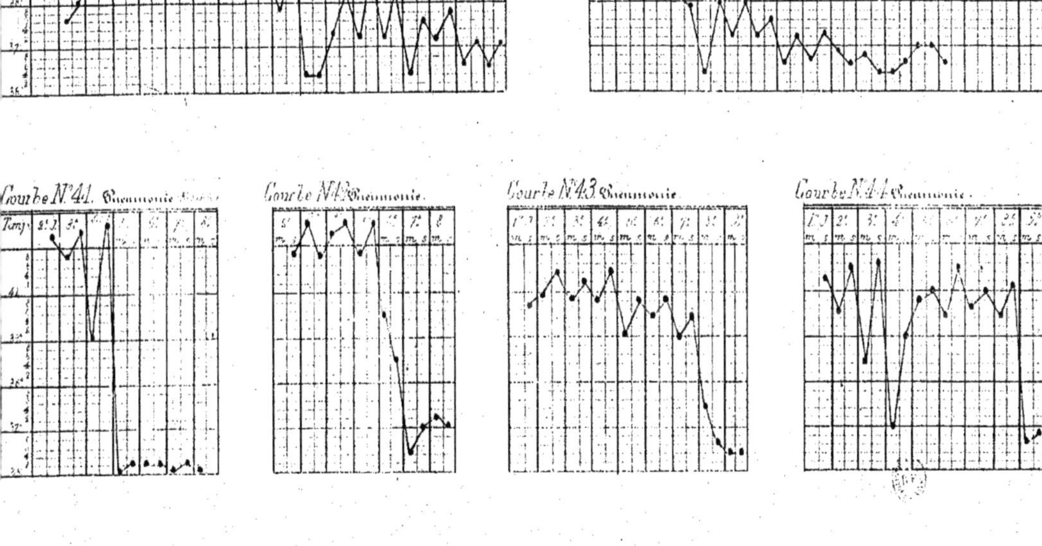

typique ou irrégulière, il n'en est pas moins vrai qu'une élévation trop grande et constante de la température, nous fournira toujours les mêmes indications thérapeutiques ; il n'en est pas moins vrai qu'une élévation subite devra toujours mettre le médecin sur ses gardes, et le prévenir de la possibilité d'une complication qu'il a à rechercher.

Le seul enseignement qui ne lui sera pas fourni dans ces cas, sera celui relatif au diagnostic. Nous allons voir au contraire dans l'affection dont nous allons parler, combien la courbe thermique en est un élément puissant.

3° AFFECTIONS A TYPE LENT

Fièvre typhoïde. — La période d'ascension dans la fièvre typhoïde suffit à faire reconnaître la maladie : cette période dure rarement moins de quatre à cinq jours, pendant lesquels la température s'élève progressivement, avec des rémissions matinales, telles qu'elles n'arrivent jamais cependant à la température de la veille au matin.

On peut dire de prime abord, d'une façon certaine, qu'une affection qui arriverait dès le deuxième jour à 40°, n'est pas une fièvre typhoïde. C'est déjà un fait important, puisqu'on peut, à cette époque, confondre avec la fièvre typhoïde les pneumonies du sommet, avec symptômes typhoïdes. Dans ce dernier cas, la température arrive rapidement à son acmé.

La période ascendante se termine quelquefois, comme nous l'avons vu, par une rémission qui survient le 6e, 7e, 8e, 9e jour.

La période d'état varie suivant sa durée ; rarement de un septénaire, elle peut aller jusqu'à quatre et même cinq ; et il n'est pas rare qu'elle soit, dans sa marche légèrement descendante, interrompue par une récidive.

Dans cette période, le plus souvent, les amplitudes sont petites, les différences du matin au soir sont presque nulles, surtout dès le début ; plus la maladie avance, et plus ces amplitudes augmentent quand le pronostic est favorable ; dans ce cas, la température suit une ligne légèrement inclinée vers la normale.

Cette période d'état, dans la fièvre typhoïde, subit nécessairement une foule de variations, suivant les divers cas, suivant les circonstances extérieures, les accidents.

Enfin, au bout d'un temps variable, à la fin de la 3e, 4e, 5e, 6e semaine, arrive la période descendante.

Nous en avons déjà parlé dans nos généralités sur la période descendante. La défervescence peut être analogue à la période ascendante, c'est-à-dire que chaque matin la température descend, pour remonter le soir, mais sans arriver au même degré que la veille (courbe N° 27. Planche Ve).

Dans d'autres cas, c'est la défervescence en terrasse. (Courbe N° 23. Planche Ve).

Ailleurs la température de chaque matin, rapprochée de la normale, remonte encore tous les soirs, mais de moins en moins chaque jour. (Courbe N° 25. Planche Ve).

Dans tous les cas la defervescence est lente et dure de six à dix et même douze jours.

La défervescence est quelquefois rapide, en collapsus, dans la fièvre typhoïde ; c'est alors un signe pronostic à peu près mortel, ou au moins fort grave.

Il peut se faire encore que cette chute soit due à une hémorrhagie.

Enfin, la défervescence peut manquer. La période d'état, au lieu d'aller en descendant, reste toujours élevée ; ou la température ayant commencé à descendre, s'élève de nouveau. C'est dans ce cas ou une recrudescence ou un symptôme de marche vers une terminaison fatale.

Pl. 8e

FIÉVRE TYPHOIDE

Courbe N° 45 Fièvre typhoïde peu intense

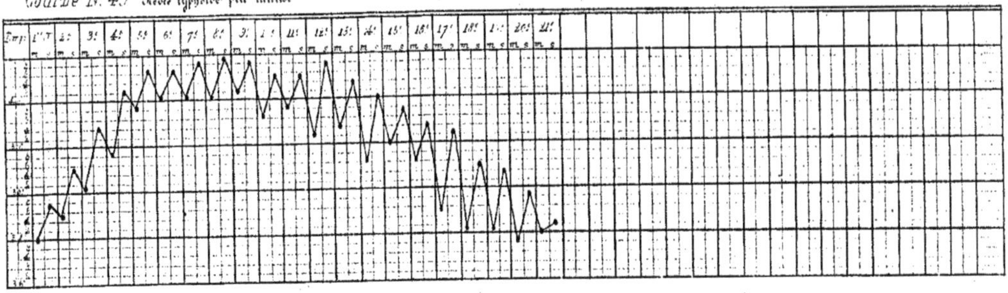

Courbe N° 46 Fièvre typhoïde

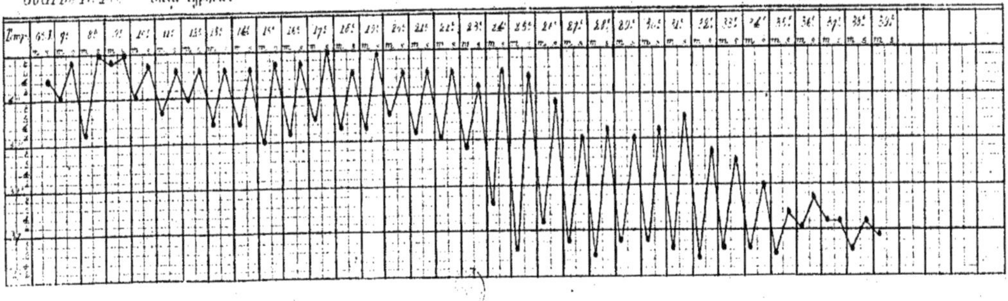

Pl. 9e

FIÈVRE TYPHOIDE

Courbe N° 47 Fièvre typhoïde

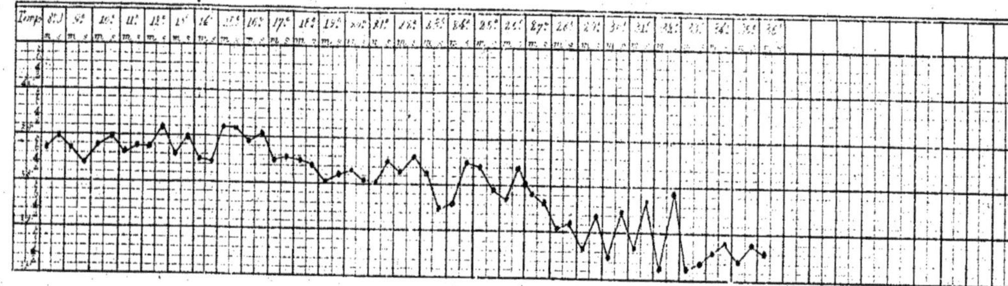

Courbe N° 48 Fièvre typhoïde

PL. 10e

FIEVRE TYPHOIDE

Courbe N° 49 — Fièvre typhoïde avec période amphibole.

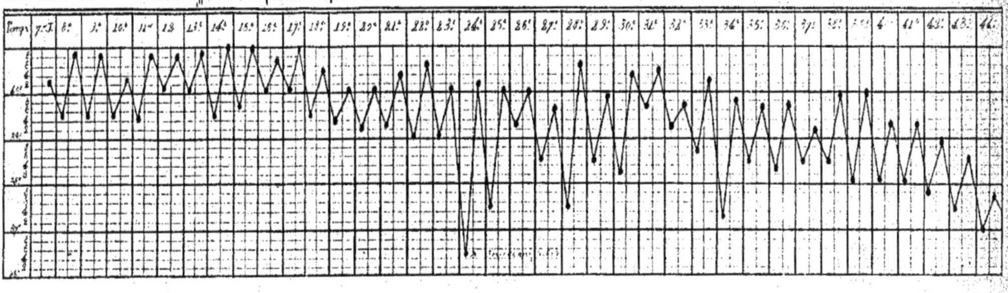

Courbe N° 50 — Fièvre typhoïde avec rechute ou recrudescence

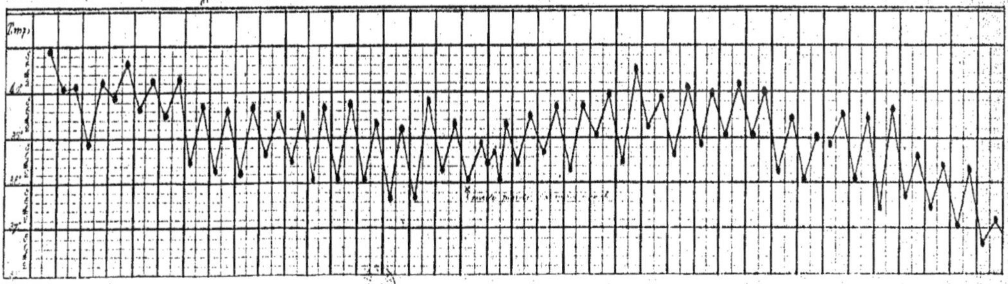

Nous terminons ce chapitre par l'exposé de quelques courbes relatives à la fièvre typhoïde.

Les figures 45 et 46, tirées de Wunderlich sont de véritables types.

Notre courbe N° 47, a été prise au service des hommes, sur un malade atteint d'une fièvre typhoïde marchant régulièrement.

La courbe N° 48, prise au service des femmes, montre un exemple de période d'état se continuant par une ascension de la température, qui remplace la période de défervescence et se termine par la mort. Dans ce cas, la période de défervescence n'a duré que deux jours et a été immédiatement suivie d'une nouvelle montée de la chaleur.

Le vingtième jour on remarque également une fausse défervescence. Ce fait n'est pas rare : Wunderlich, qui l'a aussi observé, nomme période amphibole le stade compris entre deux de ces défervescences. (Voir courbe N° 49).

Enfin la période d'état inclinant vers la défervescence ou la période de défervescence peuvent être interrompues, non par une simple recrudescence, mais par une courbe nouvelle complète de fièvre typhoïde : comme on l'observe dans les cas de rechute, survenant quelquefois même en pleine convalescence.

La courbe 50, due au même auteur, en offre un exemple.

Nous avons cherché à réunir dans cette dernière partie de notre chapitre les maladies qu'on peut nommer monotypiques, toujours identiques à elles-mêmes. Nous espérons avoir montré que la température a, dans ces affections, une marche qu'on peut appeler normale, qu'il est facile de reconnaître partout et toujours, que par conséquent il sera également facile de saisir et d'y reconnaître les aberrations du type, produites par les complications, les accidents, etc., qu'il est si utile au médecin de constater dès leur début.

CHAPITRE IV.

INFLUENCE DE CIRCONSTANCES DIVERSES SUR LA TEMPÉRATURE.

Nous avons, dans notre deuxième chapitre, étudié l'influence exercée sur la température de l'homme sain par les phénomènes qui se produisent habituellement soit en lui-même, soit autour de lui.

Nous avons à examiner maintenant comment la température se comporte en présence de certaines influences moins ordinaires, quelquefois pathologiques, mais non thérapeutiques, que l'individu soit du reste en état de santé ou de maladie.

Nous ferons remarquer tout d'abord que ces influences agissent d'une façon bien plus marquée quand le sujet est malade, que lorsqu'il est bien portant.

Elles sont de plusieurs sortes : les unes viennent du dehors, et sont causées par des agents extérieurs ; les autres sont internes et dues à des états particuliers de l'organisme.

Dans la première classe, nous rangerons la température des milieux ambiants, les bains non médicamenteux, une course ou une marche forcée, etc...

Dans la deuxième, les impressions produites par certains états des appareils organiques, système nerveux, appareil digestif, circulation et respiration, appareil génital.

1. MODIFICATIONS PAR LES AGENTS EXTÉRIEURS.

Température des milieux ambiants.

L'état de la température extérieure n'influe pas beaucoup sur la chaleur des animaux à sang chaud et de l'homme en particulier, à moins pourtant que le passage d'une température moyenne à une température excessive, très-élevée ou très-basse, ne soit subit. Tout le monde sait aussi l'influence du froid prolongé auquel il est impossible de résister Il faut, en effet, qu'à l'état physiologique, la production de la chaleur en compense la perte : aussi, pendant des froids intenses, l'équilibre finit-il par être rompu, et l'animal meurt quand la température est arrivée à-20°. Cependant, même à ce degré de refroidissement, on a pu ramener des animaux à la vie; mais alors la température remonte plus haut que la normale, et peut arriver jusqu'à 42°.[1]

C'est dans des conditions différentes que la température s'élève, quand la chaleur produite est supérieure à la chaleur perdue; on le remarque particulièrement dans les temps humides et chauds, quand l'évaporation de la sueur ne se fait pas, et que la chaleur s'accumule : elle peut faire monter le thermomètre de 1 à 2°. Les malades sont surtout très-vivement impressionnés par cet état de l'atmosphère, et nous en citerons un cas que nous avons observé, celui d'une femme opérée d'ovariotomie par M. le Professeur agrégé Herrgott, chez laquelle la température à 37°.8 le matin, s'éleva, avant un orage, à 39°.2, pour retomber à 38°.4 aussitôt la pluie survenue. Le pouls et le nombre des inspirations s'étaient accrus dans les mêmes proportions.

Wunderlich a constaté plusieurs fois le même fait pendant l'été si chaud de 1865. Sur 23 malades spécialement observés à ce point de vue, il y en avait 14 dont la température, le soir, atteignait 40°. C'est du reste à cet excès de chaleur et à la diminution de l'évaporation qu'il faut rapporter la mortalité observée dans les pays chauds et humides.

1 Walther (de Kiew). *Réfrigération artificielle des animaux.* (Arch. für anat und. physiol. 1865).

Bains.

On peut attribuer en partie à la température ambiante l'effet produit par les bains chauds.

Spielman croit qu'un bain tiède abaisse la température de 1° et qu'elle revient au bout d'une heure à son niveau primitif.

Schœffer, dans ses expériences sur la chaleur des nouveau-nés, constate, après le premier bain, un abaissement de 0°7 à 0°8.

D'autres auteurs, au contraire, ont constaté une élévation de température après les bains chauds.

D'après Liebermeister [1], élévation de quelques dixièmes de degré dans un bain à 37°. Schuster, après un bain chaud durant 40 minutes, trouve dans le rectum une augmentation allant de 38°4 à 41° ; dans une autre observation de 38°4 à 41°4.

Weikart [2] admet aussi une élévation, mais sans fixer le degré auquel il est arrivé ; cependant, il pense que la température peut s'accroître suffisamment pour qu'on puisse craindre la mort par coagulation du sang !

En présence de ces assertions contradictoires, nous avons expérimenté sur nous-mêmes, et nous sommes arrivé aux résultats suivants :

Notre température étant 36°7, à deux heures du soir, nous nous plongeons dans un bain à 39° ; la colonne thermométrique monte immédiatement à 37°5 ; à deux heures vingt-cinq minutes, température 37°7 ; à deux heures trente minutes, température 37°8. Sortie du bain : à deux heures trente-cinq minutes, le thermomètre marque 38°2, point auquel il recommence à redescendre pour marquer de nouveau 36°7, température primitive, au bout d'une heure et demie.

[1] Liebermeister. *Die Regulierüng der Warmebeldung bei den Thieren von constanter Temperatür* (Deutsche klinik, 1850.

[2] Weikart *De la température maximum dans les maladies.* (Arch. der Heilkunde, 1861).

Nous voyons d'après ce résultats que c'est une augmentation de température qui se produit; si Schœffer expérimentant sur les nouveau-nés trouve une diminution, cela est dû à ce que la température baisse toujours chez le nouveau-né après sa naissance, comme nous l'avons montré dans notre premier chapitre, sur la température normale.

Nous ne nous expliquons en aucune façon le résultat obtenu par M. Spielmann.

Les *bains froids* produisent une action tout opposée.

Fleury dit avoir constaté un abaissement allant jusqu'à 34°, et même dans un cas 20°. Ce fait nous semble au moins très-exagéré.

Speck [1], dans un bain à 22°, n'a vu la température diminuer que de 1°2.

Nous avons également contrôlé ces assertions, et n'avons trouvé au bout de vingt minutes, dans un bain à 18°, qu'un abaissement de 0°4.

Marche et course; travail musculaire.

Tous ces phénomènes activent la circulation et élèvent la température.

Une marche de trente-cinq minutes produit une élévation de 0°3; si elle continue pendant une heure et demie, la température peut monter de 1° à 1°2; une course rapide durant une heure a fait monter le thermomètre à 39°0 (Obernier) [2]

Nous pouvons attribuer à la même cause, c'est-à-dire aux modifications chimiques dont s'accompagne la contraction musculaire, les variations de température et du pouls qu'on observe chez les malades qui se lèvent pour la première fois après un long séjour au lit.

1 Speck. *Arch. fur gemeinschaftliche Arbeiten*, 1860.
2 Obernier. *Der Herschlog*, 1867.

Ce changement n'est pas toujours facilement constaté : il nous a surtout frappé chez une jeune fille, convalescente de rhumatisme articulaire, couchée depuis vingt jours. La température qui, pendant les cinq jours précédents, oscillait entre 36°6 et 37°, s'éleva le jour où elle se leva pour la première fois à 38°4 ; le pouls de 92 à 110. Dès le lendemain matin ces deux éléments étaient rentrés dans la normale.

Nous avons eu occasion de constater le même fait chez un enfant convalescent de pneumonie.

Inutile d'ajouter que nous n'avons trouvé quoi que ce soit pour nous rendre compte de ces modifications.

2. MODIFICATIONS PAR CAUSES INTERNES

Nous nous proposons d'examiner dans ce chapitre quelles sont les variations que subit la température sous certains états, physiologiques ou morbides, des divers appareils organiques.

Influences nerveuses.

Il est divers états du système nerveux, sans parler des maladies aiguës dont il est le siège, qui ont une action notable sur la chaleur animale. Nous allons passer en revue l'influence des paralysies du mouvement et de la sensibilité, du sommeil et de la veille, du travail intellectuel, du délire.

La paralysie produit, suivant les auteurs, soit une augmentation, soit une diminution de température, et, dans les hémiplégies, on remarque une différence de chaleur entre le membre sain et le membre paralysé ; seulement, cette différence est tantôt en plus, tantôt en moins, en faveur du côté malade.

Michel Peter[1] a cru remarquer que dans les paralysies, le

[1] Michel Peter. *Modifications de la température générale dans les maladies* ;

membre est plus chaud s'il y a en même temps paralysie de la sensibilité, et il l'attribue, comme Brown Sequard, Claude Bernard, Longet, etc., à la dilatation des capillaires, suite de paralysie des nerfs vaso-moteurs ; mais il admet que dans le cas d'hyperesthésie, pour la raison opposée, le refroidissement est la règle.

Baerensprung trouve toujours du refroidissement, dû, selon lui, à une moindre transformation chimique du sang dans les membres immobiles.

Nous avons trouvé tantôt une élévation, tantôt un abaissement de la température dans le côté hémiplégié.

Obs. I. — *Salle des femmes.* — Femme à la ménopause ; première attaque apoplectiforme, suivie d'hémiplégie gauche. La temdérature est :

36°4 dans l'aisselle du côté sain.
37°. paralysé.

Il y a donc augmentation en faveur du côté malade.

Obs. II. — *Même salle.* — Femme de 62 ans, entrée à la clinique à la suite d'une deuxième attaque d'apoplexie ; la première a eu lieu deux ans et demi auparavant et a produit une hémiplégie gauche, très-incomplètement guérie :

36°7 du côté sain.
36°3 du côté malade.

Il y a donc diminution du côté malade.

Obs. III. — *Salles des hommes.* — Malade atteint depuis plusieurs mois d'hémiplégie incomplète à gauche :

36°8 du côté sain.
36°7 du côté malade.

Obs. IV. — *Salle des hommes.* — Hémiplégie gauche ancienne, suite de tumeur cérébrale :

38°6 côté sain. } pendant une maladie intercurrente aiguë.
38°. côté malade. }

Dans ces deux derniers cas, encore diminution du côté malade.

D'après ces observations, il nous semble très-rationnel d'admettre que l'augmentation de chaleur dans le membre malade se produit dans les cas de paralysie récente, et qu'elle est due, comme l'admettent aujourd'hui tous les auteurs, à la paralysie des vaso-moteurs et à la dilatation passive des petits vaisseaux, fait en tout semblable à celui que produit artificiellement M. Ch. Bernard chez les animaux, en sectionnant le grand sympathique.

Au contraire, la diminution de chaleur se produit dans les paralysies anciennes quand le membre s'atrophie et que sa nutrition devient incomplète.

Nous n'avons trouvé dans aucun auteur cette explication qui nous paraît cependant simple, qui repose sur un certain nombre de faits observés, lesquels, au premier abord, semblent tout-à-fait contradictoires.

Pendant *le sommeil* la température et le pouls diminuent; cependant, Boerensprung pense que la température reste la même que pendant la veille, malgré l'absence de combustion et de calorification résultant du travail musculaire; mais il l'explique par la diminution de transpiration, et la moindre déperdition du calorique.

La perte de sommeil et de repos produisent aussi une élévation légère de température, mais surtout une activité bien plus grande de la circulation. C'est une des raisons qui expliquent la température si élevée, et se maintenant si constante, des malades atteints de fièvre typhoïde qui passent quelquefois dans l'insomnie des semaines entières.

L'influence du *travail intellectuel* n'est guère notable; il faut, en effet, faire la part de l'immobilité à laquelle il contraint. Obernier a cependant pu constater sur lui-même une augmentation de la chaleur de 36°6 à 37° dans les pays du nord, de 36°7 à 38 sous les tropiques, pendant les heures de travail. Nous avouons que nous doutons de ces résultats, quelque précis qu'ils paraissent. Pour notre compte, nous n'avons jamais observé que le travail, durât-il quatre ou cinq heures de suite, ait sensiblement modifié notre courbe normale.

Il est un état nerveux, *le délire*, qui paraît avoir une influence sur la température, ou au moins être en rapport intime avec elle, de l'avis de certains observateurs. Il est vrai qu'on rencontre fréquemment le délire dans les fièvres graves, quand la température est très-élevée (Hirtz, Spielmann, Liebermeister), que même, dans certains cas, la digitale en diminuant la chaleur, a fait cesser le délire (Lœderick) ; mais il est loin d'en être toujours ainsi, et il nous est arrivé plus d'une fois, dans la fièvre typhoïde, de rencontrer le délire à une température de 38°.

Sans nier l'influence de la chaleur excessive, nous pensons que dans un certain nombre de cas, le délire a pour cause l'inanition.

Influences provenant de l'appareil digestif.

Nous avons vu dans notre chapitre traitant de la température physiologique, quelle est l'influence qu'on peut attribuer à l'alimentation et à la digestion chez l'homme en état de santé.

Cette influence est souvent plus marquée chez les malades et les convalescents.

Très souvent le premier repas donne lieu à un mouvement fébrile très-accentué ; dans d'autres cas il ne paraît pas avoir d'action marquée.

Hardy signale ce fait dans sa thèse.

Wunderlich en cite un exemple où, chez un convalescent pris d'une faim dévorante, le premier repas, composé d'aliments azotés, fit monter la température de 3° dans la journée.

L'ingestion d'aliments froids produirait, au contraire, d'après Paul Bert, une diminution de la chaleur.

Claude Bernard a vu, après l'introduction d'eau froide dans

l'estomac, la température baisser dans l'aisselle, et, depuis, Speck, en Allemagne, après l'absorption de six « chopines » d'eau froide à 4°6, prises dans l'espace d'une heure, a constaté un abaissement de 1°4; dans un autre cas, une diminution de 0°8 après l'ingestion en cinq quarts d'heure, de cinq chopines d'eau à 6°7.

D'autres substances, les *excitants* physiologiques, produisent une quantité notable de chaleur et accélèrent le pouls. Le café, le thé, produisent une élévation de 0°2 et 0°4, qui dure une demie heure ou au plus une heure. Nous l'avons fort souvent observé.

La diète, durant un ou deux jours, ne paraît pas influencer la température. Nous avons déjà dit qu'Eschnig et Froelich, en se mettant à la diète pendant une journée, n'en avaient pas moins constaté les oscillations quotidiennes dans leur courbe physiologique.

Ce n'est que lorsque la diète se continue plus longtemps, huit, dix ou quinze jours qu'on peut observer une diminution sensible, 0°5 à 0°8. Lichtenfels a obtenu cet abaissement déjà après trois jours. Mais lorsque la diète passe à l'état d'inanition, et plus tard encore à l'état d'autophagisme, que le malade maigrit, comme on le remarque si bien dans la fièvre typhoïde, la température remonte à la normale, et même la dépasse, ce qui ne peut s'expliquer que par la combustion rapide des tissus et de la graisse en particulier.

La *diarrhée* produit généralement un abaissement de la température; dans les cas où on constate une élévation, c'est que la diarrhée est due à une inflammation de la muqueuse intestinale qui donne lieu à la fièvre.

Influence de la respiration et de la circulation.

Nous ne voulons entrer ici dans aucun détail sur les rapports existant entre la température normale ou pathologique, et le pouls ou le nombre des inspirations chez l'homme sain ou l'homme malade.

Ce ne sont là que des rapports, rapports intimes certainement, puisque nous avons pu nous convaincre que ces deux éléments, respiration et pouls suivent, dans une courbe, une ligne pour ainsi dire parallèle à celle de la température.

Mais cette étude serait déplacée dans un travail sur le thermomètre clinique, puisqu'à vrai dire ni le pouls ni la respiration n'ont d'influence sur la température : le seul fait est que la cause qui agit sur l'un des éléments, agit en même temps sur les autres.

Les exceptions à cette règle sont nombreuses ; on en peut le plus souvent déterminer la cause.

C'est dans ces exceptions même qu'on peut faire rentrer les influences dont nous voulons parler :

Les hémorrhagies, de quelque nature qu'elles soient ; l'anémie, pour la circulation ; et quant à la respiration, la diminution ou l'excès des mouvements respiratoires, leur gêne et le rétablissement de la fonction, à la suite de diverses opérations, la trachéotomie et la thoracentèse.

Les *hémorrhagies* abaissent toujours la température ; si elles sont considérables et qu'elles amènent la syncope, cet abaissement est très-notable et peut aller jusqu'à plusieurs degrés ; si la mort ne s'ensuit pas, la température ne tarde pas à remonter et à dépasser même la température primitive. Le pouls, au contraire, augmente de fréquence, excepté au moment de la syncope.

Obs. I. — *Service des hommes.* — Adolphe F., 27 ans, entre à la clinique au huitième jour d'une fièvre typhoïde légère en apparence.

Pendant les trois premiers jours de sa présence à l'hôpital la température oscille entre 38° et 39°4 ; le quatrième jour, douzième de la maladie, une hémorrhagie intestinale abondante survient ; le thermomètre descend à 36°4, tandis que le pouls s'élève à 124; nouvelles selles avec caillots sanguins dans la journée; le soir température 37°4, pouls 116.

Le treizième jour, hémorrhagie; temp. 36°8; pouls 114.
— le soir, — 37°2; — 120.

Le quartorzième jour au matin deux selles sanglantes, température 37°4, pouls 104; immédiatement après la température remonte et le malade meurt six jours après, la température étant à 40° tous les soirs. (Courbe N° 51.)

Obs. II. (tirée de la clinique de M. Jaccoud.) — Une femme de vingt-deux ans, arrivée au dixième jour d'une fièvre typhoïde: température 40°, le lendemain matin 38°2, dans les selles on trouvait du sang indiquant l'existence d'une hémorrhagie intestinale. Le phénomène cesse et le soir même la température remonte à 39°8; le treizième jour 40°2. Dans la nuit du quinzième au seizième jour, nouvelle hémorrhagie, la température tombe de 40° à 38; la chute continue dans la journée et le malade meurt dans le collapsus. (Courbe N° 52.)

L'anémie ne produit guère de diminution de température, au moins voulons-nous parler de l'anémie consécutive aux maladies chroniques; il est vrai que dans ces cas elle peut se combiner à des combustions organiques, à la fièvre hectique, etc.

Les filles chlorotiques ont, d'après Baeresprung, une température de 37°4, au lieu de 37, qui est la température moyenne admise par cet auteur, chez les femmes.

Toutes les pertes de sang, de quelque nature qu'elles soient, produisent les mêmes effets: épistaxis, hémoptysies, ménorrhagies, métrorrhagies, hémorrhagies suites de blessures, mais leur action n'est notable que si la perte est abondante.

Parmi les influences dues à la respiration, nous parlerons en premier lieu de la gêne de cette fonction produite par l'asphyxie.

Les expériences de Brown Séquard sur les animaux tendent à

PL. 11e

HEMORRHAGIES

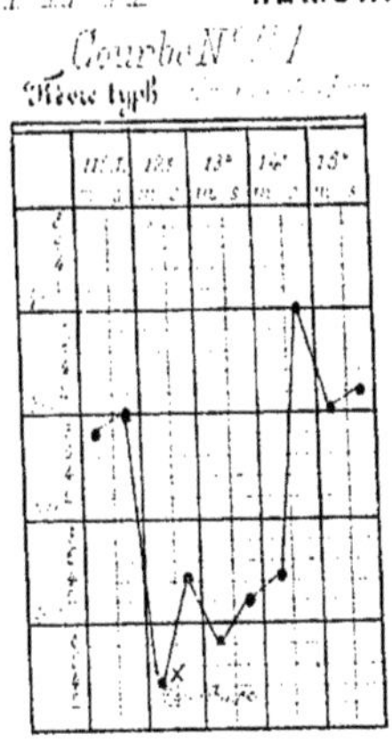

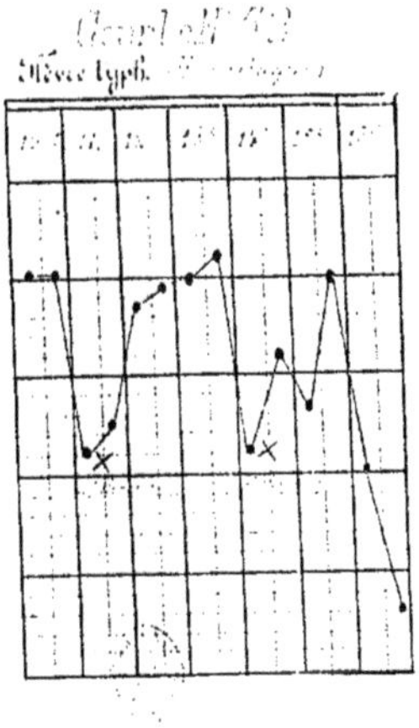

Courbe N° 1

Fièvre typh.

Courbe N° 2

Fièvre typh.

admettre une élévation de 1° et 2° dans le rectum. Ce fait ne s'observe guère que dans les cas où l'asphyxie est rapide, car lorsqu'elle est lente et qu'elle se termine par la mort, il y a toujours refroidissement

Nous avons observé quelquefois une véritable asphyxie chez les enfants atteints de coqueluche; le thermomètre s'élevait pendant l'accès de 0°1 et 0°2, en quelques minutes.

Dans le croup, l'arrêt de la respiration élève très-rapidement la température. On ne peut en effet attribuer cette élévation à l'infection puisqu'elle ne se manifeste qu'après les premiers symptômes asphyxiques.

Roger en cite quelques exemples, entre autres celui d'un enfant âgé de six ans, atteint depuis dix jours de croup laryngé :

10e jour, temp. 37°; le 11e, 37°7, le 12e, 37°7.

Dans la nuit surviennent des accidents de suffocation et le lendemain matin la température était 39°.

Nous en avons observé un cas à la clinique des enfants, service de M. le professeur Tourdes.

Obs. Jules N, trois ans, éprouve du malaise depuis huit jours; entrée à l'hôpital le 28 avril 1868; on constate immédiatement l'existence d'une angine diphthéritique.

Nous prenons la température à trois heures le même jour 36°8.

Pendant la nuit nuit, agitation, délire, oppression, vomissements.

Le 29, la respiration devient difficile et sifflante, l'enfant se cyanose légèrement; temp. matin, 39°3; soir, 39°8.

La nuit est mauvaise; plusieurs accès de suffocation de courte durée.

Le 30, à six heures du matin, température 39°4; accès de suffocation durant quelques minutes à neuf heures; température, immédiatement après, 40°. La température baisse, au bout d'une heure, de 1°.

A une heure et demie du soir, nouvel accès, menace d'asphyxie qui nécessite la trachéotomie.

Avant l'opération : température 39°2.
Un quart-d'heure après — 38°.

On voit que l'asphyxie a produit une élévation ; ce qui le prouve, ce qui prouve qu'on n'a pas à l'attribuer à une autre cause, c'est l'abaissement qui survient quand on a rétabli la respiration par des voies artificielles

Il est une autre opération qui produit les mêmes effets, c'est la thoracentèse qui agit absolument de la même manière.

Obs. tirée de la thèse de M. Aufrun.

Jean-Baptiste C. trente-sept ans, tailleur, épanchement thoracique gauche qui va crescendo jusqu'à l'imminence d'asphyxie. Temp. le matin, 39°1 ; le soir, 39°6.

On pratique dans la soirée la thoracentèse; le lendemain matin la température est descendue à 38°2 et n'est remontée le soir qu'à 38°7.

Ces observations sont encore peu nombreuses, elles ont besoin de confirmation ; nous pensons cependant que les faits constatés sont assez positifs pour qu'il soit impossible de nier l'influence dont nous avons parlé.

Influence du système génital.

Nous n'avons pas fait de recherches personnelles sur l'influence de la menstruation, même des débuts de la grossesse sur la température.

Ce sont des observations qu'on n'a guère occasion de faire dans les hôpitaux ; du reste les auteurs paraissent n'avoir trouvé rien de bien précis : Baerensprung conclut que la température et le pouls ne changent ni pendant la menstruation ni pendant la grossesse, tandis qu'au contraire Wunderlich considère la menstruation comme un état fébrile qui augmente la chaleur de 0°2 et 0°3.

Pendant la grossesse, les sept premiers mois auraient peu d'influence, mais pendant les deux derniers, la température s'élèverait assez sensiblement puisqu'elle atteindrait un minimum de 37°9, maximum 38°3 le matin et jusqu'à 38°4 et 38°6 le soir.

Pendant l'accouchement nous avons toujours constaté une élévation de 0°18, à 0°25 pendant les douleurs, avec très légère diminution dans leur intervalle. Cette élévation ne se manifeste pas dans les cas d'inertie de l'uterus.

Un de nos amis, le docteur Lefort, qui s'est spécialement occupé de la température chez les nouvelles accouchées, nous a fourni un grand nombre de renseignements et d'observations, desquelles il est permis de conclure que, dans la grande majorité des cas, la température s'élève pendant douze heures qui suivent l'accouchement et s'abaisse ensuite pendant douze autres heures, de manière à avoir atteint le niveau primitif au bout de vingt-quatre heures.

Dans plus de quarante cas tout-à-fait normaux, ces variations ont été de 0°18 à 0°6, rarement elles ont atteint 1°.

Nous avons trouvé, chez les auteurs, des opinions assez contradictoires, mais il ne faut pas oublier qu'on doit considérer tous les facteurs ayant une influence sur la température : durée du travail, violence des contractions, quantité de sang écoulé surtout, heure du jour ou de la nuit à laquelle se fait l'accouchement.

La température reste ordinairement, et dans les cas où il ne survient pas d'affection puerpérale, à peu près au niveau normal, pendant tout le temps que suit les couches

Cependant il n'est pas rare de constater au bout de deux ou trois jours une légère élévation coïncidant avec la montée du lait. Ce n'est certes pas un cas très-fréquent, aussi la fièvre de lait a-t-elle été bien combattue. Mais nous en avons rencontré quelques cas pendant notre service aux accouchements : nous en relatons quelques-uns :

Obs. — Caroline K., dix-neuf ans, primipare ; accouchée normalement le 23 décembre, température 37° le soir, le lendemain matin 36°4. Le ventre est normal; pas de turgescence des mammelles.

Le soir; cephalée; un peu de chaleur, le lait est monté, les mammelles sont turgescentes.

La température est montée à 40°2, aucune douleur, aucune lésion apparente, le mamelon droit est seul un peu rouge; le lendemain rien de particulier, la rougeur au mamelon a disparu.

temp. matin 36°6; soir 36°2.

4° jour: temp. matin 36°2; soir 36°3.

Courbe N° 53.

Obs. II. — K.Elisabeth, pluripare, vingt-neuf ans, accouchée normalement en six heures, le 15 mai; le soir température 35°9.

16 *Mai.* — Langue chargée, pas de céphalée, ventre souple, indolore, lochies normales: température 38°6 le matin.

Rien de nouveau dans la journée: température 37°4.

17 *Mai.* — Langue normale, pas de cephalée ni de douleur, l'enfant ne prend pas le sein, la nuit a été bonne: température 36°2 le matin, soir 36°7.

18 *Mai.* — Cephalée, soif, peau chaude, ventre souple et indolore, mammelles turgescentes, gorgées de lait. L'enfant n'a pris qu'incomplètement le sein, température: 40° le matin, le soir l'enfant a un peu pris le sein, néanmoins les mammelles sont très dures: température 39°7.

19 *Mai.* — Bonne nuit, ventre souple, mammelles fermes, non tendues ni douloureuses; on a mis un deuxième enfant au sein, le premier tétant fort peu, température: 36° le matin.

Le soir turgescence nouvelle des seins qui sont durs et douloureux, cephalée et fièvre, température: 40°7.

29 *Mai.* — Insomnie, peau sèche et brûlante, les lochies sont restés normales, le ventre est souple, indolore, on ne sent plus le fond de la matrice. Rien à la percussion ni à l'auscultation de la poitrine, température: 41° le matin.

Pl. 12e

FIÈVRE DE LAIT

Courbe N°53 Fièvre de lait
Clin. des accouchements

Courbe N°54 Fièvre de lait
Service des accouchements

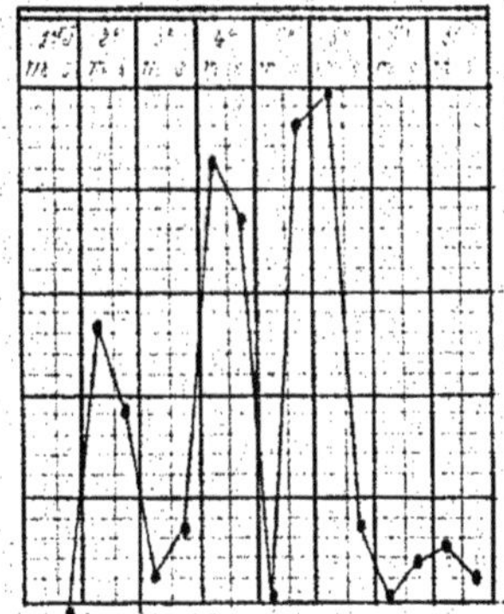

Courbe N°55 Fièvre de lait
Service des accouchements

Courbe N°56
Fièvre de lait

A partir de ce moment les mammelles se rammollissent, deviennent flasques et la température redevient normale sans plus d'exacerbation. (Courbe N° 54.)

Nous ne multiplierons pas ces observations; nous trouvons dans cette dernière où les températures fébriles coïncident avec la réplétion des mammelles que la montée du lait, fait physiologique, a développé une chaleur considérable.

Peut-être faut-il l'attribuer à l'impressionabilité plus grande du système nerveux chez certaines femmes accouchées.

Nos courbes N°s 55 et 56 fournissent deux nouveaux cas de fièvre de lait : la première due à M. Lefort, la deuxième à M. Aufrun.

CHAPITRE V.

DES AGENTS THÉRAPEUTIQUES QUI MODIFIENT LA TEMPÉRATURE

Il nous resterait pour étudier complètement les modifications que peut subir la température animale, à examiner tous les agents thérapeutiques qui ont sur cet élément une action déterminée : d'un côté les médicaments qui augmentent de l'autre ceux qui diminuent la chaleur.

C'est là plutôt une question de thérapeutique qu'une question de clinique et surtout de thermométrie clinique et qui constituerait à elle seule un travail considérable.

Aussi nous contenterons-nous de l'examiner au point de vue général et laissant ensuite les médicaments proprement dits, nous reviendrons avec plus de détails sur les moyens hygiéniques et les opérations ayant pour but de combattre l'excès de température chez les febricitants.

Nous avons à considérer deux classes bien distinctes parmi les agents therapeutiques :

1° Les excitants généraux,

2° Les antifébriles.

les premiers combattant le refroidissement, les autres l'excès de calorification.

1. EXCITANTS GÉNÉRAUX.

Ces médicaments constituent par leur ensemble ce qu'on appelle en thérapeutique la médication stimulante.

Les uns appartenant au groupe des *médicaments d'épargne*, [1] indépendamment de leur action sur la température, qu'ils élèvent, et sur la circulation, qu'ils activent, diminuent la perte de l'organisme, soit en modifiant les éléments en les rendant plus fixes et moins aptes à être comburés; soit, ce qui est peu probable, en ne faisant que substituer leurs matériaux combustibles à ceux qui doivent être fournis par l'organisme.

Ces médicaments sont: le café, le thé, la cocca.

Les autres plus spécialement *excitants diffusibles*, éther, alcool, ammoniacaux, sulfureux, à petite dose ne font qu'augmenter les déchets de l'organisme et s'éliminent rapidement, soit par le poumon, soit par le rein.

Ces médicaments ne sont du reste excitants qu'à petite dose: à dose élevée ils dépriment le système nerveux; c'est ainsi que l'alcool, quand il est poussé jusqu'à produire l'ivresse, devient contro-stimulant et abaisse notablement la température.

Nous avons observé un cas où la température, chez un homme qui avait absorbé trois cents grammes d'eau-de-vie, avait baissé à 35°8 et n'était revenue à la normale que plusieurs heures après, sous l'influence de l'acétate d'ammoniaque.

4 h. soir.	Temp	35°8	Pouls	88	(10 gr. acét. amm.)
5 h. »	—	36°6	—	116	
8 h. »	—	36°7	—	112	
lendemain 8 h. matin	—	37°2	—	96	

2. ANTIFÉBRILES.

Les antifébriles comprennent tous les agents qui combattent la fièvre en abaissant la température et en diminuant la fréquence du pouls.

[1] Coze. *Cours de thérapeutique et matière médicale.* Strasbourg, 1867-68.

Parmi ces agents modificateurs les uns n'agissent qu'après avoir été absorbés, ce sont les *antipyrétiques*: les autres diminuent la température soit en soustrayant directement et physiquement au corps une partie de sa chaleur, soit en diminuant la masse du sang, ce sont les *antiphlogistiques*.

Parmi les antipyrétiques nous pourrions encore établir deux groupes: l'un se composant des substances qui agissent sur le système nerveux, premier moteur de la combustion fébrile, l'autre des modifications de l'état du sang.

Les médicaments qui rentrent dans la première catégorie peuvent porter leur action, soit sur le système nerveux cérébro-spinal, et, en le déprimant entraver la température; soit, sur le système nerveux cardiaque et vaso-moteur.

Les premiers sont les *déprimants* proprement dits: opium, morphine, belladone, atropine, aconit, aconitine, jusquiame, et les *nauséeux*, ipécacuhana et tartre stibié. Les autres qui se portent sur le système nerveux du cœur sont: la digitale, la digitaline, le veratrum viride et la vératrine.

Dans la deuxième catégorie, modificateurs de l'état du sang, nous faisons rentrer d'abord les agents qui modifient les éléments propres et physiologiques du sang: mercuriaux, antimoniaux, les plombiques, les alcalins; et d'un autre côté certains médicaments auxquels on a attribué dans ces derniers temps la propriété d'enrayer et d'empêcher les fermentations: sulfate de quinine, iode, sublimé corrosif.

Nous arrivons en dernier lieu aux *antiphlogistiques*:

Parmi ces agents il en est qui sont purement hygiéniques: ils soustraient au corps une certaine partie de son calorique en l'absorbant. Nous avons déjà parlé dans notre IVe chapitre des bains et des boissons fraîches; il nous reste encore à examiner les lotions froides, les applications de glace, les affusions et les douches.

Un autre moyen d'action consiste à enrayer la production du calorique en diminuant la masse du sang : par les saignées générales ou locales.

Lotions et applications froides; glaces; affusions et douches.

Les lotions froides ne paraissent pas exercer une influence très-notable, au moins au moment de l'action, bien qu'en prétendent certains auteurs qui n'ont fait que donner des résultats approximatifs, sans donner exactement les chiffres qu'ils ont obtenus.

Nos observations nous ont conduit aux résultats suivants :

Adolphe B., 18 ans. (Service des hommes). Onzième jour d'une fièvre typhoïde grave, avec symptômes adynamiques.

Température : 2 h. soir 39°6
— 2 h. 55' 39°6

A trois heures, lotion pendant 15 minutes avec de l'eau à 15°.

— 3 h. 15' 39°8 (ascension de 0°2).
— 3 h. 55' 39°8

A 4 heures, nouvelle lotion.

— 4 h. 20' 39°6 (descente de 0°2).
— 7 h. 39°5 (descente de 0°3).

Ces lotions ont consisté en un simple lavage avec une éponge humide.

Mais si de la lotion simple on passe à l'application d'un drap mouillé d'eau à 15°, maintenu pendant quinze minutes, on arrive à un résultat plus marqué :

Même malade :

3 h. température : 39°.

Enveloppement dans un drap mouillé quinze minutes.

3 h. 20' — 38°.
4 h. — 38°4
7 h. — 39°2

L'effet à été rapide, on le voit, mais peu durable.

L'application de la glace produit un effet en tout semblable: chez un de nos malades, l'application de la glace sur l'abdomen balloné a en quelques instants baissé la température de 0°5; dans un autre cas de 0°8.

Mais au bout de quatre heures, la température avait repris son niveau primitif.

Schuster a obtenu absolument les mêmes résultats.

Un mode plus violent de refroidissement direct consiste dans les affusions et douches froides. Un de nos anciens collègues a traité ce sujet d'une façon complète dans une thèse soutenue en 1867.[1]

Il rapporte les expériences faites par Fleury et par lui-même et conclut à une diminution de la chaleur allant jusqu'à 2°; mais ne durant en moyenne qu'une heure, au bout de laquelle la température revient à son niveau primitif.

Nous avons soumis aux affusions froides un malade de la salle 21, atteint de purpura hæmorrhagica febrile.

8 h. matin.	température :	39°7
4 h. soir.	—	40°1
2 h. »	—	40°2

On commence par laver le malade à l'eau froide, pour éviter un saisissement trop brusque, puis on lui verse sur le corps, avec un arrosoir, de l'eau à 15°.

2 h. 25 min. 1re affusion. temp. 39°4

Interruption de deux minutes. 2e affusion, on renouvelle trois fois l'affusion, en laissant entre chacune d'elles un intervalle de deux minutes. Puis on frictionne le malade avec un drap sec, et on le remet dans son lit à 2 heures 35 minutes.

1 Vionnaud. *Des affusions froides comme agents antifébrib.* Thèse de Strasbourg, 1867.

A 2 h. 40	température :	36°8
2 h. 45	—	37°7
2 h. 50	—	38°.
4 h.	—	38°8
5 h.	—	39°.
7 h.	—	39°6
9 h.	—	39°8

On voit par cet exemple que la température de l'aisselle s'abaisse de 3°4 après la douche, mais remonte assez rapidement; elle met cependant plus de sept heures pour revenir à son niveau.

Cette observation n'est pas concluante, à cause du point d'application de notre thermomètre. En effet, la peau et les tissus sous-jacents sont bien plus influencés par l'eau froide que les organes profonds qui ne reçoivent pas son contact immédiat, aussi l'aisselle ne nous donne-t-elle qu'une indication thermométrique inexacte; de plus l'instrument ne peut être appliqué pendant l'affusion.

Nous avons donc corrigé ce résultat dans une autre expérience, en prenant la température dans la bouche seulement pendant la douche même; dans l'aisselle et dans la bouche simultanément après l'opération.

Nous faisons durer l'affusion quinze minutes.

Midi 25 min. temp. aisselle 40°1. bouche 40°3

Affusion de 12 h. 30 à 12 h. 45.

Midi 30 min.	bouche	40°3
32	—	40°2
34	—	40°1
36	—	40°1
38	—	40°.
40	—	39°9
42	—	39°8
44	—	39°6

On frictionne le malade et on le recouche : il est en proie à un frisson qui dure une demi heure.

Midi 15 min.	temp. aisselle	35°8	bouche	
1 h.	—	37°3	—	37°6
1 h. 15	—	37°7	—	38°.
2 h.	—	38°5	—	37°2
3 h.	—	39°3	—	38°5

On voit ici la différence de la marche de la température dans l'aisselle et dans la bouche qui peut représenter ici les organes profonds.

Tandis que le thermomètre dans l'aisselle commence à remonter à partir du moment où le refrigérant a cessé d'agir, au contraire dans la bouche, la chaleur qui a commencé à baisser très-lentement sans doute à cause de l'afflux du sang venant des capillaires superficiels, s'abaisse plus rapidement dès que le sang a repris son cours normal, et continue à baisser pendant une demi-heure ; de plus, elle ne revient à son niveau que longtemps après que celle de l'aisselle y est déjà parvenue.

Le même phénomène se passe quand on enveloppe le malade dans un drap mouillé. Dans l'aisselle nous avons vu le thermomètre remonter aussitôt la fin de la lotion ; dans la bouche, au contraire, il baisse encore pendant quinze minutes.

Emissions sanguines.

Quelle que soit la cause d'une perte de sang, pathologique ou thérapeutique, quel que soit le siège de l'hémorrhagie, qu'une saignée soit locale ou générale, due à une lancette, à des ventouses ou à des sangsues, l'effet produit sur la température est toujours le même. Nous avons déjà vu qu'une hémorrhagie faible, des épistaxis, des hémoptysies légères n'ont pas une influence marquée. Il en sera de même de la plupart des saignées locales produites par quelques ventouses scarifiées ou un petit nombre de sangsues.

Nous sommes loin de dire qu'il n'y ait pas d'effet produit ;

nous n'entendons parler que de l'action sur l'élément dont nous nous occupons, la chaleur.

Nous avons dans ces cas, chez une jeune fille atteinte de pneumonie, salle des femmes, à la suite d'une application de dix ventouses scarifiées, constaté un abaissement de 1°.

Il semblerait, au premier abord, qu'en raison de la facilité et de la simplicité de l'observation, tout le monde devrait être d'accord sur les modifications éprouvées par la température à la suite d'une émission sanguine.

Il est loin d'en être ainsi : Baerensprung prétend que sur sept saignées, dans trois il n'y eut aucun changement, dans deux autres il y eut augmentation de 0°2 ; dans les deux dernières la température ne baissa que parce qu'il y eut syncope.

Dans neuf cas de saignée observés par Spielmann, trois ne produisirent aucun effet ; dans quatre autres, la chaleur augmenta de 0°2 à 0°6 ; et de 0°5 à 0°7 dans les deux dernières, accompagnées de syncope.

Les tableaux de Thomas montrent, dans la pneumonie, une diminution de 0°2, qui ne dure qu'un quart d'heure.

Les émissions sanguines pratiquées par Traube dans des fièvres typhoïdes légères, ont produit un abaissement de température qui a rapidement disparu.

Toutes ces observations sont bien contradictoires : mais il faut dire qu'elles ne sont pas précises ; nous n'en avons pas vu une seule où l'on ait indiqué la température immédiatement avant et immédiatement après la saignée. Ce n'est pas quand l'effet a cessé de se produire, qu'il faut chercher à le constater, et lorsque l'effet d'une saignée ne dure que peu d'heures, il est nécessaire pour s'assurer qu'il s'est produit, de le rechercher pendant les heures qui la suivent.

Des observations plus précises ont été faites par Maurice [1] en 1855.

[1] MAURICE. *Des modifications morbides de la température animale.* Thèse de Paris. 1855.

Cet auteur prenait la température avant la saignée, et en second lieu, deux heures et demie après; toujours il a constaté un abaissement, au moins momentané.

Les premières fois que nous avons examiné l'effet produit sur la calorification par la saignée, nous n'avons non plus observé aucun abaissement de la température, car la plupart du temps l'effet d'une saignée pratiquée le matin, après la visite, a disparu le soir au moment où se fait la deuxième application quotidienne du thermomètre; mais en précisant mieux nos observations nous sommes arrivé aux résultats suivants :

Pneumonie au troisième jour. Salle des hommes, saignée de 400 grammes.

Avant la saignée.	temp.	39°5
Pendant la saignée	—	39°.
Un quart d'heure après.	—	38°2
Le soir.	—	39°2

Dans ce cas, diminution de plus de 1°, n'arrivant qu'au bout de cinq heures à se rapprocher de la température primitive.

II° OBS. — Pneumonie au quatrième jour. (Salle des femmes). Saignée de 300 grammes.

Avant la saignée	temp.	39°.
Pendant la saignée	—	38°8
Après la saignée.	—	38°7
Deux heures après.	—	39°1

Abaissement peu considérable et durant fort peu de temps.

Mais nous sommes loin des résultats de ceux qui prétendent que la saignée ne fait qu'augmenter la chaleur, ou au moins n'exerce sur elle aucune influence.

Autant vaudrait prétendre que les antipyrétiques n'ont aucune action sur la fièvre, parce qu'ils ne la diminuent pas d'une manière persistante et soutenue.

Chacun de ces agents, antipyrétiques, antiplogistiques a son action particulière, mais avant tout ils possèdent tous la propriété de faire baisser la température et de ralentir le pouls. C'est au médecin qu'il appartient d'user des propriétés spéciales à chacun de ces agents, pour les joindre, suivant les indications, à l'action principale : la diminution de la fièvre.

CHAPITRE VI

DE QUELQUES CAUSES DES VARIATIONS OBSERVÉES DANS LA MARCHE DE LA TEMPÉRATURE DES MALADIES AIGUES.

Nous nous proposons d'examiner dans ce chapitre quelques observations où la marche de la température dans diverses maladies n'a pas été régulière, et de rechercher les influences qui motivaient ces anomalies, quand on ne pouvait les attribuer aux causes précédemment étudiées.

La première de ces anomalies est la suppression du dernier stade, des oscillations descendantes, qui indique une issue fatale

Une autre anomalie est due à un excès dans la rapidité de cette période descendante, c'est ce qui constitue le collapsus. Et il n'est pas difficile de distinguer le collapsus de la défervescence : dans celle-ci le pouls suit la ligne de la chaleur ; dans le collapsus, le pouls ne fait que monter pendant la chute de la température.

Ire OBS. — (Courbe N° 57. Planche XIIIe.) Emélie R. 25 ans, entre à l'hôpital le 15 mai 1868. Elle est atteinte depuis huit jours d'une fièvre typhoïde bien caractérisée, d'apparence grave.

Température 39°6 le matin, 40°2 le soir. Son état reste stationnaire jusqu'au 35e jour de la maladie, où la défervescence survient pour la température sans être accompagnée de celui du pouls. 37°2 le matin, 38°2 le soir ; le pouls 120 et 160. Le 37e jour la température s'élève de nouveau à 39°6, puis redescend à 38°2, 38°, 37°8, le 31 jour au matin.

Ce n'est qu'une deuxième phase de collapsus qu'indiquait trois jours avant l'état du pouls, qui ne s'est pas encore ralenti cette fois.

Dans l'après midi du même jour, la chaleur s'accroît de nouveau avec rapidité.

8 h. matin.	temp.	37°9
2 h. et demie soir.	—	39°.
4 h. et demie	—	39°8
6 h.	—	40°.
6 h. trois quarts	—	40°.

Mort à sept heures.

IIe obs. — La courbe N° 48, Planche IXe, appartient aussi à une fièvre typhoïde qui se termine par la mort, dans laquelle pendant les trois jours qui la précèdent, la température baisse le matin à 37°2 et 37°4, tandis que le pouls ne descend jamais au-dessous de 120 ; il monte même jusqu'à 170 ; et le dernier jour la température ne fait que s'élever de 37°8 a 40°, à six heures, heure de la mort.

IIIe obs. — (Courbe N° 58,) septicopyémie, suite d'amputation du bras, laquelle avait été pratiquée après une resection du coude. La température au lieu de baisser comme il arrive ordinairement à la suite des amputations, était plus élevée de 0°2 le soir même de l'opération et atteignait près de 40° ; le lendemain matin 40°, soir 40°8 ; mort le troisième jour de l'opération 42°. (Thèse de Cheviet).

Il n'est pas nécessaire que l'ascension soit si brusque pour que le pronostic devienne grave. Dans une affection ayant eu une période d'état déjà longue, une ascension lente, mais un peu maintenue de la température, rend presque fatalement le pronostic mortel.

Dans ce cas encore, la période descendante manque :

L'observation suivante donne un exemple d'ascension lente durant dix jours, et se terminant par la mort.

IVe obs. — (Courbe N° 59), C. Adelaïde, 26 ans, mariée depuis sept ans, entre à l'hôpital le 24 février, pour une laryngite aiguë, qu'on reconnait rapidement pour être spécifique d'une affection tuberculeuse, bien qu'on ne trouve à l'auscultation ni à la percussion aucun symptôme particulier.

La température, quoique élevée, dépasse rarement 39°6 le soir, et a des oscillations très-amples, qui font que le thermomètre marque souvent de 37° à 37°8 le matin.

A partir du neuf mars, la température du matin ne baisse plus au-dessous de 38°2, celle du soir dépasse souvent 40°. Les oscillations sont moins amples : et le pronostic fatal se vérifie rapidement par la mort de la malade, le 19 mars.

On voit qu'ici l'ascension remplaçant la période descendante a duré neuf jours; mais que son importance au point de vue du pronostic n'en est pas moindre.

Nous pouvons joindre à ces exemples un cas de fièvre typhoïde mortelle avec période ascendante rapide pendant la période d'état, (Courbe N° 60.)

Nous ne multiplierons pas davantage ces exemples qui montrent l'importance de la thermométrie dans le pronostic des maladies aiguës, lorsqu'il se présente des irrégularités notables dans la période qui doit suivre normalement la période d'état, c'est-à-dire d'un côté une période descendante exagérée, ou collapsus : de l'autre suppression de cette période descendante remplacée par une ascension nouvelle, brusque ou lente.

ANOMALIES DANS LA PERIODE DESCENDANTE PRONOSTIC

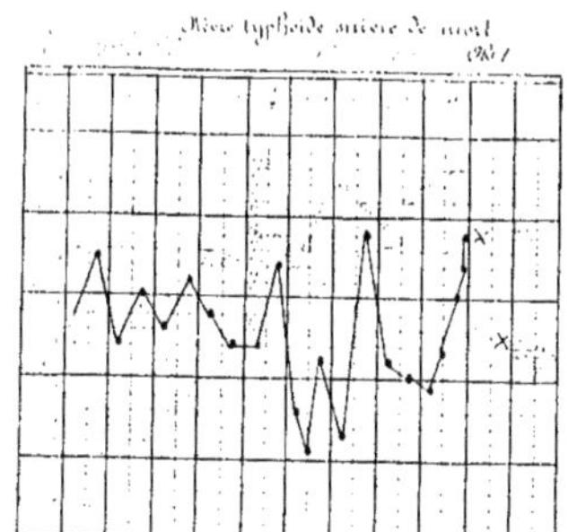

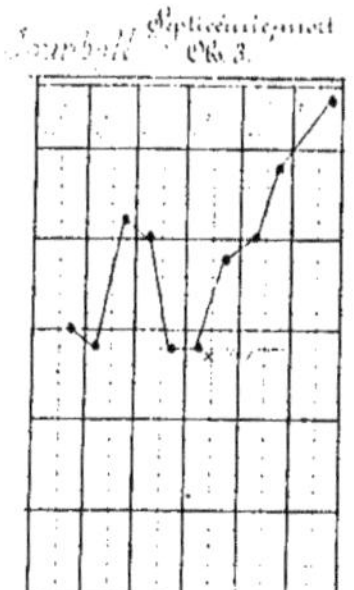

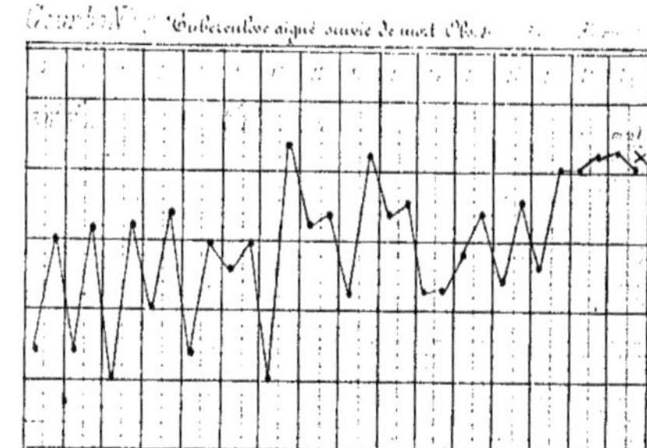

Courbe N° Fièvre typhoïde suivie de mort.

Courbe N° Fièvre typhoïde mort Obs. 5.

Nous voulons, par deux exemples, à propos du collapsus, démontrer qu'il est possible, dans quelques cas, de le confondre avec la période descendante ordinaire; mais nous montrerons en même temps qu'il est facile d'éviter cet écueil, qui pourrait faire porter un pronostic favorable, quand au contraire il est fatal, d'une façon presque absolue. Le correctif sera la mensuration du pouls, qui, dans tout collapsus, au lieu de baisser avec la température, monte en raison inverse de cet élément.

Obs. V. — *Fièvre typhoïde avec collapsus; mort* (Courbe N° 61). — Sophie M., 27 ans, couturière, salle des femmes, entre à la clinique au cinquième jour d'une fièvre typhoïde d'une moyenne intensité.

Faisons remarquer en passant la défervescence dont nous avons parlé, survenant ici le sixième jour. Du huitième au seizième jour, la maladie évolue d'une manière absolument régulière. A cette époque, la température commence à avoir des oscillations très-amples, légèrement descendantes, et à part une température de 39°8 (voir la courbe), le dix-huitième jour, on est en présence d'une période descendante des plus normales.

Mais que l'on considère le pouls qui, à partir du quinzième jour, suit une marche ascendante, contrairement à la courbe thermométrique que jusqu'ici il a suivie.

Et ce simple fait suffira pour faire ouvrir les yeux sur cette fausse défervescence qui n'est qu'un collapsus lent, et le pronostic porté à la clinique dès le dix-huitième jour, se vérifia le vingtième, jour de la mort de la malade.

Obs. VI. — *Courbe N° 62.* — Jeannette C., 48 ans, entre à la salle des femmes, le 23 février ; elle est depuis la veille plongée dans le coma produit par une commotion cérébrale (coups sur la tête). Elle sort de cet état au bout de deux jours. La température a été normale matin et soir ; le troisième jour elle s'élève à 38°6, sans que la malade songe à se plaindre ; mais cette température subitement élevée nous engage à rechercher une localisation inflammatoire, et nous découvrons un épanchement pleurétique, probablement traumatique.

La température reste moyennement élevée :

1er mars,	matin.	temp.	37°8	pouls	96
	soir.	—	37°2	—	92
2 mars,	matin	—	36°8	—	92
	soir.	—	38°2	—	108

En même temps la langue devient sale, l'haleine fétide ; la malade s'affaiblit, accuse des frissonnements.

Cet état se prolonge jusqu'au 7 mars ; l'affaiblissement augmente :

7 mars, soir.	temp.	38°2	pouls	90
8 mars, matin.	—	37°8	—	154

A deux heures, la température baisse à 36°, mais le pouls s'élève à 166, puis 170.

Quatre heures ; la température 34°8 ; mais le pouls filiforme nous montre un type de collapsus. Mort à quatre heures et demie.

Indépendamment du collapsus, la courbe nous montre un cas où la température a eu son utilité au point de vue du diagnostic de l'affection intercurrente à laquelle il était certes difficile de penser. La malade qu'on ne pouvait déranger qu'avec peine, n'avait pas assez complètement repris ses esprits pour pouvoir se plaindre. L'eût-elle fait, qu'on eût attribué ses gémissements à son affection cérébrale. Une seule température élevée a suffi non pour nous éclairer complètement, mais pour nous mettre sur nos gardes et nous forcer à rechercher une cause à l'effet produit.

Cet effet a été un écart de la température ; dans le cours d'une maladie typique, c'eût été une aberration du type ; nous allons en passer en revue quelques cas, au point de vue diagnostic des maladies intercurrentes.

ANOMALIES DANS LA PERIODE DESCENDANTE PRONOSTIC

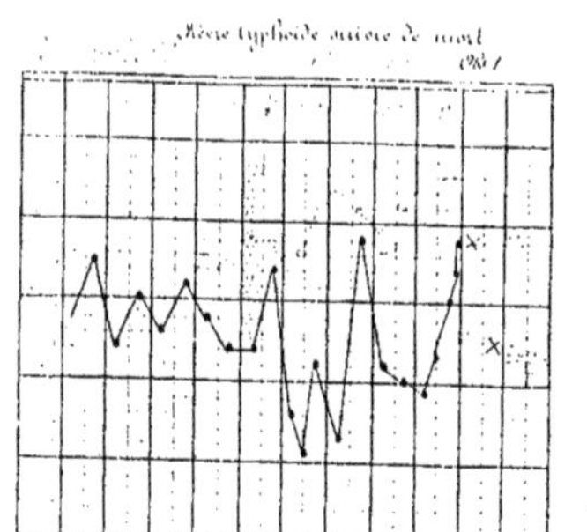

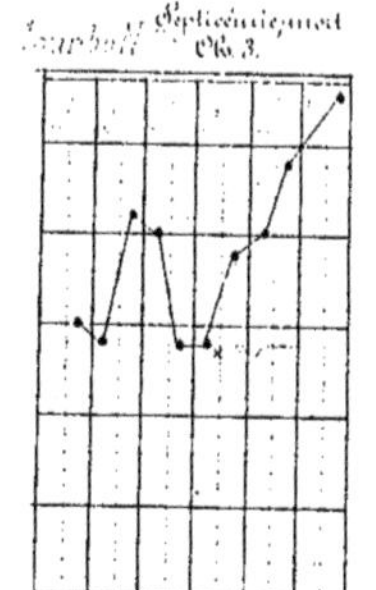

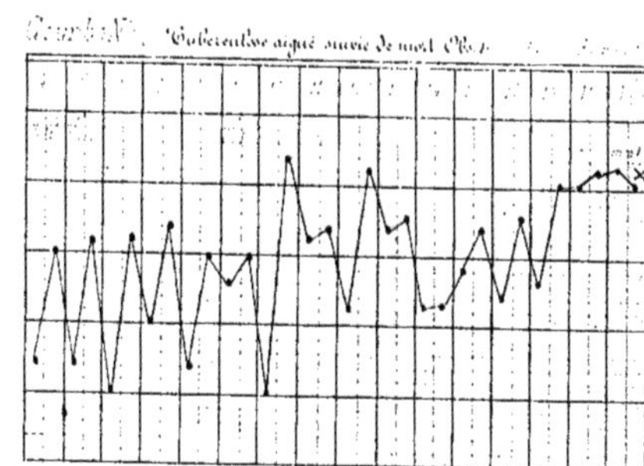

Courbe N° Fièvre typhoïde suivie de mort.

Courbe N° 4 Fièvre typhoïde mort Ob. 5.

OBS. VII. — Un enfant de trois ans atteint d'albuminurie, suite de scarlatine, entre à la clinique des enfants le 10 décembre 1868. Il a, à son entrée, la température normale, ainsi que les deux premiers jours; le troisième jour, au soir, la chaleur s'élève à 38°8; à 39°2 le lendemain matin. La poitrine avait été examinée et n'avait rien présenté de particulier.

Cependant, cette élévation du thermomètre, persistante, remarquons-le bien, devait avoir une cause autre que la maladie du rein.

Les poumons furent de nouveau soumis à l'examen, et ce ne fut qu'avec peine qu'on parvint à découvrir, au sommet droit, un souffle léger, disparaissant par moment et indiquant un point pneumonique.

En effet, l'affection se développa pendant les jours qui suivirent et envahit les lobes moyen et inférieur.

Combien de fois ce fait n'arrive-t-il pas chez les enfants, où l'on ne trouve pas de lésion, surtout pulmonaire, à moins que la température indiquant l'existence de la fièvre ne force le médecin à en chercher minutieusement la cause. Et ce que fait le thermomètre, l'examen du pouls ne le pourrait faire, surtout chez les enfants, à cause de l'extrême impressionnabilité du système nerveux présidant à la circulation.

Nous avons trouvé dans la clinique de M. Jaccoud un cas assez singulier, et que nous croyons pouvoir rapporter ici : (courbe N° 64.) Jeune femme de 22 ans, atteinte de variole. Pendant la défervescence, la température est à 36°4 le matin; 36°2 le soir; le lendemain 37°2 matin et soir; le quinzième jour le thermomètre marque 41°2. Cette ascension est due à la formation d'un abcès alvéolaire : aussitôt l'ouverture de l'abcès et la sortie du pus la chaleur revient, après une oscillation, à son niveau normal.

Dans une autre observation tirée du même auteur, se trouve une ascension analogue : une pneumonie droite survenant pendant le déclin d'une pneumonie gauche. (Courbe N° 65).

Nous avons montré, planche VI°, des courbes semblables dans des cas de recrudescence d'érysipèle.

Il peut arriver encore que l'élévation de la température, survenant dans le déclin d'une pneumonie se reproduise plusieurs fois de suite; ce qui constitue la pneumonie intermittente, décrite par le même auteur et qui guérit par le sulfate de quinine. (Courbe N° 66).

L'élévation lente et graduelle de la température, après un accouchement doit toujours éveiller l'attention du médecin : toujours elle indique la formation d'une maladie puérpérale, qui se développe insidieusement, et qui, si elle n'est traitée vigoureusement au début, ne tardera pas à apparaître dans toute sa violence et résistera, dans la grande majorité des cas, à une médication malheureusement tardive.

VII° OBS. — (Courbe N° 67). Madeleine O., 25 ans, accouchée normalement à la clinique, le 18 mai 1867.

1er jour,	matin	temp.	36°6
	soir.	—	37°2

Ventre normal, matrice contractée. Rien de particulier.

2e jour,	matin.	—	38°.
	soir.	—	38°5

Ventre indolore, lochies normales, un peu de céphalée; transpiration abondante..

3e jour,	matin.	—	38°
	soir	—	38°5

Ventre un peu élevé, indolore; lochies sales.

Ce n'est que le lendemain, quatrième jour, que dans l'après-midi la malade a un frisson : la température s'élève à 39°8. On reconnaît alors tous les symptômes d'une affection puerpérale qui enlève la malade le treizième jour de ses couches.

Or, la température qui ne s'était pas abaissée comme dans les cas normaux, 24 heures après l'accouchement, sans qu'on pût attribuer l'élévation lente, progressive à la fièvre de lait, indiquait une affection puerpérale : on pouvait se tenir en garde et l'attaquer bien avant qu'elle se fût déclarée.

Ce n'est pas dans un cas particulier, mais presque toujours que les maladies puerpérales font leur apparition de cette manière. Elles ne se montrent à l'œil inexpérimenté que lorsqu'il n'est plus temps de les combattre avec succès : La simple observation de la température suffira pour leur opposer un traitement qui sera efficace, par cela seul qu'il attaquera le mal avant qu'il soit devenu irrémédiable.

Ce que nous disons pour les maladies puerpérales, nous le disons pour les fièvres pyohémique et septicohémique, qui suivent les opérations chirurgicales. Nous avons vu combien le thermomètre indique d'une façon précise le moment, le début de l'infection : c'est au chirurgien de ne pas négliger ce mode d'investigation qui lui rendra de si grands et surtout si faciles services.

Nous terminons ici le long exposé de nos recherches sur la thermométrie clinique. Ce travail est le résumé d'un nombre considérable d'observations : qu'il nous suffise de dire que pendant deux ans et demi, nous avons pris deux fois par jour la température de tous les malades entrés à la clinique pour des affections fébriles : nous n'avons en cela fait que continuer les habitudes établies depuis longtemps dans les cliniques de l'hôpital de Strasbourg.

C'est avec l'aide de ces observations personnelles, des conseils de nos maîtres, que nous sommes arrivé à nous convaincre de l'extrême importance de l'étude de la température, pour le diagnostic et le pronostic des maladies.

Nous serons heureux si nous avons pu faire partager notre conviction au lecteur ou au moins à lui inspirer le désir de contrôler, comme nous l'avons fait, les assertions des auteurs, et de se former ainsi lui-même une opinion arrêtée.

INDEX BIBLIOGRAPHIQUE

Archives générales de Médecine.

Bulletin de Thérapeutique.

Gazette médicale de Paris.

Gazette médicale de Strasbourg.

Gazette des hôpitaux.

Union médicale.

1835. AL. DONNÉ. Des rapports de la température, du pouls et de la respiration dans les maladies.

1843. CHOSSAT. Recherches expérimentales sur l'inanition. (Mémoire lu à l'Académie des Sciences).

1844. ROGER HENRI. Recherches expérimentales sur la température des enfants. (Arch. gén. de médecine, 1844-45).

1847. DEMARQUAY. Recherches expérimentales sur la température animale. (Thèse de Paris, 1857).

1851. DUMÉRIL, DEMARQUAY et LECOMTE. Modifications imprimées à la température animale par l'introduction dans l'économie de divers agents thérapeutiques. (Gaz. médicale de Paris, 1851).

— TRAUBE. De l'influence des émissions sanguines sur la température du corps. (Froriep's Tagesberischte, 1851))

— BAERENSPRUNG. Muller's arch. (Erste Abtheilung).

1852. Lichtenfels et Frolich. Observations sur les lois de la fréquence du pouls et sur celles des la température à l'état normal, et sur l'influence de certaines causes sur elles. (Mémoire lu à l'Académie de Berlin).

1854. Darmrosch. Sur les oscillations quotidiennes de la température à l'état normal. (Deutsche Klinik).

— Jochmann. Beobachtungen uber die Korperwarme in chroniq. fieberhaft. Krankeiten. (Berlin).

1855. Maurice. Des modifications morbides de la température animale dans les affections fébriles (Thèse de Paris).

1856. Spielmann.' Des modifications de la température animale dans les maladies fébriles aiguës. (Thèse de Strasbourg),

— Claude Bernard. Recherches expérimentales sur la température animale. (Comptes-rendus de l'Acad. des Sciences).

1858. Moreau. De la température dans quelques états fébriles. (Thèse de Paris).

1859. Hardy. De la température animale dans quelques états pathologiques. (Thèse de Paris).

— Liebermeister. Die Reguliering der Warmebildung bei den Thieren von constanter Temperatur. (Deutsche Klinik).

1860. Marey. De quelques causes de variation dans la température animale. (Gaz. méd. de Paris).

— Smoler. Rapports entre la fréquence du pouls, la respiration et l'élévation de la température dans quelques maladie aiguës. (Arch. gén. de médecine).

1861. A. Eschnig. Uebersichtliche Darstellung der Warmerhaltnisse in Tierreiche. Trieste).

— Mac Clintock. Dublin quaterly Journal of medical sciences. (Mai 1861).

1862. Winckel. Sur l'état de la température pendant le travail. (Monatsschrift fen Geburtskunde).

1863. GRUNEWALD. Ueber die ligenwarme gesunder eind kranker Wächnerinnen.

— WEIKART. Température maximum dans les maladies. (Arch. der Heilkunde).

1864. THOMAS. Contribution à l'étude des recherches de la température dans la fièvre typhoïde. (Arch. der Heilkunde).

1865. SPECK. (Arch. für gemeinschaftliche Arbeiten),

1866. CHARCOT. De l'état fébrile chez les vieillards. (Gaz. des hôpitaux, juin 1866).

— COZE et FELTZ. Recherches expérimentales sur la présence des infusoires et l'état du sang dans les maladies infectieuses.

— JACCOUD. Leçons cliniques faites à la Charité.

— JURGENSEN. Klinische studien. (Leipzig).

— SCHRODER. Contribution à l'étude de la chaleur générale et locale (Wirchow's archiv.)

1851. PAUL BERT. Dictionnaire de Jaccoud (art. chaleur).

— HIRTZ. — —

— — Conférences cliniques.

— JOHN SOUTHEY WARTHER. Remarques sur la température normale du corps et sur les effets de certaines substances sur elles. (The Lancet).

— OBERNIER. Der Hetzschlog. (Bonn).

— THOMAS. Essai d'appreciation des fluctuations particulières de la température dans la fièvre typhoïde. (Arch. der Heilkunde).

— VIGENAUD. Des affusions froides comme agents antifébriles. (Thèse de Strasbourg).

— JOURNAL. Quelques considérations sur les effets physiologiques de la saignée dite générale. (Thèse de Strasbourg).

1868. Anfrun. De la valeur diagnostique et pronostique de la température et du pouls dans quelques maladies. (Paris).

— Hemey. Recherches sur le pouls pendant les jours qui suivent l'accouchement. (Arch. gén. de médecine).

— Wunderlich. Das Verhalten der Ligenwarme in Krankeiten Leipzig).

— A. Denis. Considérations sur la méthode hypodermique. (Thèse de Strasbourg).

— Czernicki. Étude clinique sur la fièvre typhoïde. (Thèse de Strasbourg).

1869. Billet. Études cliniques sur la température, le pouls et la respiration. (Thèse de Strasbourg.).

— Cheviet. De la marche de la température dans les fièvres traumatiques.

— Lefort. Études cliniques sur la température et le pouls chez les nouvelles accouchées. (Thèse de Strasbourg).

— Cortial. Essai sur les indications thérapeutiques dans la fièvre typhoïde. (Idem).

TABLE DES MATIERES.

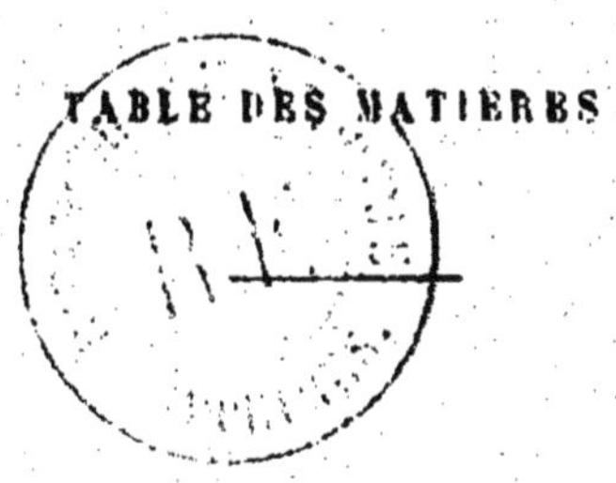

PLANCHES.

Lille, imp. L. Danel.

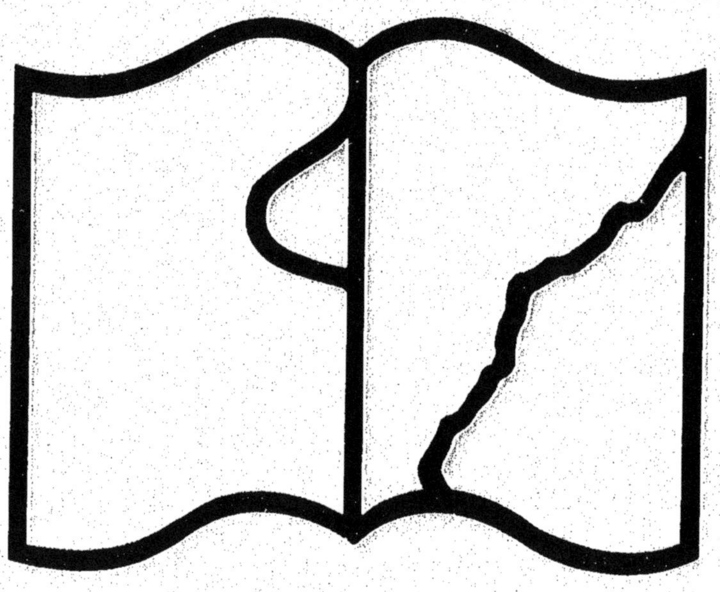

Texte détérioré — reliure défectueuse

NF Z 43-120-11

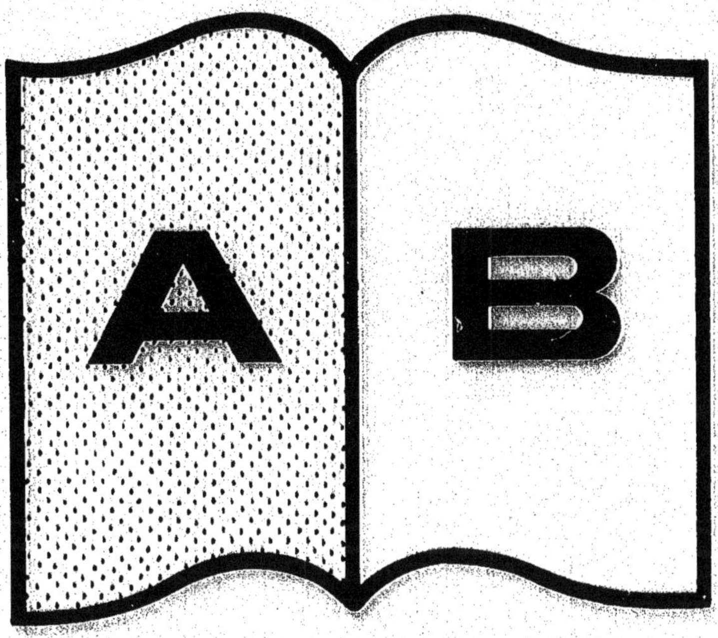
A
B

www.ingramcontent.com/pod-product-compliance
Ingram Content Group UK Ltd.
Pitfield, Milton Keynes, MK11 3LW, UK
UKHW020242220726
13923UKWH00002B/792

9 782016 145791